栄養学レビュー／マラボーシンポジウム

母体の栄養と児の生涯にわたる健康

栄養学レビュー編集委員会 編

建帛社
KENPAKUSHA

Nutrition Reviews
Vol. 64, No. 5（Part Ⅱ）
Marabou Symposium

©2006 International Life Sciences Institute
One Thomas Circle, NW, 9th Floor, Washington, DC 20005-5802, USA
Japanese translation ©2007 by ILSI Japan
Kojimachi R·K Bldg. 2-6-7, Kojimachi Chiyoda-ku, Tokyo Japan
Printed in Japan

Published by
KENPAKUSHA Co.,Ltd.
2-15 Sengoku 4-chome Bunkyoku Tokyo Japan

序　文

　マラボー2005年会議の「栄養と人体発達」プロシーディングの内容を概観して，これは大きな栄養学の転換を示す道標だと思った。栄養学あるいは公衆衛生学がサイエンスとして生まれて後，いつの時代も，胎児期の栄養の重要さは認められてきた。それは加齢の一つのステージにおける栄養であるとの認識からのものだけではなく，胎児期の栄養は後では取り返せない生涯の健康にかかわるものであるとの認識のものもあった。しかしこの会議での発表と討論では，何故，どのようなメカニズムが働いて，取り返しがきかないか，という難しい問題に焦点を当て，胎児期の妊婦の栄養が「エビジェネティック」な作用を持つことを証明しようとする姿勢が強く出ていることが特徴と言えよう。

　世界的な視野で，疾病に対する感受性の民族的な相違を解き明かす可能性を目指していることに大きな魅力を感じてしまう。

　内容についての感想を述べることよりも，早く読んでもらいたいと思ってしまうほど，それぞれの演者の考え方のユニークさ，データの読み方や論理の進め方の巧妙さに引き込まれるのである。

　英国医学研究者会議環境疫学部門のディビット・バーカー教授が「成人病胎児期発症説」を20年前に提唱して以来，分子生物学や遺伝子レベルでの栄養現象の研究の進展に合わせて，この学説の理解が深まってきているが，その根底にある理論を深めるために，本書は有用と考える。

　栄養学研究者だけでなく，妊娠期，周産期，小児期の栄養の重要性を公衆衛生上の立場からも広い領域の研究者に再認識していただく優れた書物である。

　ILSIの出版物である『Nutrition Reviews』の特集号の日本語版をお届けできることは，編集者としても嬉しいことであり，多くの方に読んでいただきたいと願っている。

2007年2月

編集者　木村修一

桑田　有

栄養学レビュー

第15巻第2号（Part Ⅱ）
Marabou 2005 : Nutrition and Human Development
母体の栄養と児の生涯にわたる健康

CONTENTS

まえがき——マラボー2005：栄養と人体発達
　………………………………………Prof. Philip James（訳／今田　勝）　1
栄養供給が着床と胎盤発達に及ぼす影響
　……………James C. Cross, DVM, PhD, and Lindsay Mickelson, BSc
　　　　　　　　　　　　　　　　　　　　　（訳／菅野貴浩）　14
栄養と妊娠のアウトカム
　……………………………………Tore Henriksen, MD, PhD（訳／星　清子）　22
脳の発達と老化における栄養：必須脂肪酸の役割
　………………Ricardo Uauy, MD, PhD, and Alan D. Dangour, PhD
　　　　　　　　　　　　　　　　　　　　　（訳／髙橋　毅）　28
乳幼児期の鉄欠乏と長期にわたる神経および行動への影響
　……………Betsy Lozoff, John Beard, James Connor, Barbara Felt,
　　　　Michael Georgieff, and Timothy Schallert（訳／中村吉孝）　39
初期栄養と心血管系の長期的健康
　………………………………Atul Singhal, MD, MRCP（訳／川島昭浩）　50
胎児成長の制御と栄養………Chittaranjan Yajnik, MD（訳／磯部大志）　57
遺伝子と栄養の相互作用と進化
　………………………………………Paul D. Soloway, PhD（訳／桑田　有）　59
21世紀の新しい成長の基準：規範モデル
　……………………………………Cutberto Garza, MD, PhD（訳／長田昌士）　63
栄養と発生生物学——公衆衛生への示唆
　………………Patrick J. Stover, PhD, and Cutberto Garza, MD, PhD
　　　　　　　　　　　　　　　　　　　　　（訳／有田宏行）　68
討論 ……………………………………………（訳／永渕真也，金子哲夫）　82
要約 ……………………………………………………………（訳／大力一雄）　104

建帛社

まえがき（Introduction）

マラボー 2005：栄養と人体発達
Marabou 2005 : Nutrition and Human Development

Prof. Philip James

Abstract

　近年になって，ふたたび栄養の問題がヒトの健康と発達調節に関心を持つ生物学・医学研究者の間で非常に興味あるテーマとして取り上げられはじめている。しかし，1世紀前にも，基礎科学と公衆衛生にたずさわっている人たちの間で，同様の興味が広がっていたことに気づいている科学者はあまり多くないかもしれない。その当時の興味の中心は，エネルギーやタンパク質摂取などの総論的なものに加えて，どういった特定の栄養状態とか栄養素が乳幼児の成長と適切な発達の決め手になるか，ということであった。ビタミンの発見は，西欧の貧困地域の子供たちが貧困ゆえの貧弱な食事のために発育不良になっているとする主張と符合した。栄養の持つ決定的な働きが，給餌試験で確かめられ，そのことがヨーロッパの逼迫していた食糧事情にもかかわらず，第二次世界大戦中の大々的な食糧・農業政策変革をうながしたのである。

　この戦時下の政策の成功によって，政府の発想様式と低価格食糧政策に改革がもたらされ，同時に，それは安全保障問題としての国家的食糧生産を大きく後押ししたのである。栄養学者の学問的な関心は，発展途上国の乳幼児の栄養失調症に向けられた。集約農業と食品産業の助成は，食糧供給に改革をもたらし，食肉，ミルク，バター，砂糖の生産と消費が強力に推し進められた。食事の変化によってもたらされた循環器病の激増は，ゆっくりではあるけれど公衆衛生政策に転換をもたらし，先進国の循環器病による死亡率は下がったが，今度は肥満と糖尿病が次第に増加している。いまや，欧米の食習慣，文化習慣が入りこむにつれて，低・中所得の国々（すなわち，発展途上国）で，さらに多くの循環器病が発症している。糖尿病と循環器病が激増したこと，そしてそれが，現在または過去に栄養不良に曝された集団で起こっていることは，これらの疾患に対する異常なまでの感受性を浮き彫りにしている。

　この感受性の問題は，胎児期の栄養不良とその後の不適切な食事が合わさった結果であることが，次第にわかってきている。健康上の苦労の増加は憂慮すべき状態で，いまや世界人口の2/3が体重増加，糖尿病，循環器病，そしておそらくは癌に極めて侵されやすいと言える。最近得られた証拠は，母親の不適切な食事が胎児にエピジェネティックな変化と構造的な変化を起こすことを示しているが，これが考えられるメカニズムのひとつである。不運なことに，母体と胎児に起こるエピジェネティックな変化は，継世代的に悪循環を起こすので，これは将来，健康苦がさらに極端に増加する兆しのように思える。このように，栄養の分野は学問的にやりがいのある仕事であるばかりで

所属：Prof. James is with the London School of Hygiene and Tropical Medicine, London, United Kingdom.

連絡先：Dr. Philip James, IASO/IOTF Office, 231 North Gower St., London NW1 2 NS, UK; Phone: 44-2076911900; FAX: 44-2073876033; E-mail: jeanhjames@aol.com.

なく，途方もなく経済的重要性を帯びた新局面の公衆衛生上の難題なのである．

Key Words：人体発達，栄養，公衆衛生

© 2006 International Life Sciences Institute
doi：10.1301/nr.2006.may.S1-S11

◆ 序幕：1世紀前の論争

　栄養は，公衆衛生上大切なばかりでなく，学問的にもふたたびおもしろくなってきている．われわれはいままさに，1世紀前の大論争に匹敵する論争の門口に立っているようである．1世紀前，英国ではボーア戦争のために屈強な新兵を募集するのが困難だということに気づき始めていた．スコットランドのアバディーンにあるゴードン・ハイランダーズ連隊新兵募集センターにやってきたスコットランド高地からの応募者の40～60％は，軍務に必要な最も初歩的な体力・運動テストに失敗したり，重い背嚢をかつぐことができないという状態であった．一方，その前世紀のハイランダーズ住民は，背丈の高さと強靭さで有名であった．著者がアバディーンにあるローワット研究所の所長になったその週のうちに，著者は否応なしにこの問題に直面することになったが，そのとき，ゴードン・ハイランダーズ連隊の指揮官は，身長1.5mの虚弱者ではなく，身長1.8mの背の高い，堂々たる戦士を募集してきた伝統を語って聞かせてくれた．この劇的な変化と，ボーア戦争の先行きへの危惧から，英国政府は委員会を招集してこの体位の低下を調査したのである．ひとつの見解は，この下層階級から来た栄養不良で弱々しい連中は，知的・肉体的に劣った一部社会の子孫で，彼らが過剰に繁殖している，というものであった．長身で知的な，富裕特権階級では出産数がずっと少なく，これが問題をさらに大きくしていて，結果として，国家の知的・肉体的能力の平均がおびやかされ，しかも，まだ低下の途上にあるというのである．英国が帝国の運用・管理を維持するには，これら下層階級の繁殖力を制限する措置が必要である，という議論がされるようになったのである．

　優性学者やKarl Pearsonのような社会的ダーウィン主義者は，特に心配した．その理由は，それに先立つ10年の間に，Booth, Rowntreeや，その他多くの人たちが率いた自由主義的な制度改革に加えて，めざましい微生物の発見や公衆衛生的分析に基づいた，浄水と公衆衛生規則の大規模キャンペーンがあったからである．公衆衛生の改善に伴い，死亡率は着実に下がってきていた．しかし，これは虚弱な人たちが間引かれないで生き残り，繁殖するということかもしれないのである．言い換えれば，自然淘汰の恩典は消えたのであろうか．

　1904年に招集された英国体力低下委員会では，悪影響を受けた子供たちのことを，"physically degenerate（肉体的堕落者）""badly nourished（劣悪被育成者）""malnourished（滋養欠乏者）"などと，いろいろ互換的に表現していた．しかし，長い議論の後に，ついには環境条件が最重要であるという潮流に乗りつつあった医学界の意見を追認した．さらに，1905年にGowland Hopkinsらは"副栄養素（accessory nutritional elements）"の重要性を新たに提唱し，1912年までにはFunkは抗神経炎性化学物質を単離して，脚気，壊血病，ナイアシン欠乏症，そして，くる病さえも，この有機塩基の欠乏症であると提唱したのである．彼はこれを"ビタミン"と呼んだ．Hopkinsは，タンパク質が上質であるためには，トリプトファンのようなアミノ酸が重要であることも明らかにしたので，ヒトの栄養的健全さに極めて強い学問的関心が抱かれた．ちょうどその時期盛んに行われていた議論は，英国学校視察団のメンバー，Eicholtzいわく「最貧困で最悪の育ちの婦人は，最善の条件と同様の元気で強靭そうな子供を産む」が正しいか否かとか，Mackenzieが，「胎児は母体と胎児間の栄養素争奪戦の後遺症をこうむる」という動物実験を引き合いに出して議論するのは正しいか否か，などであった．論争の旗色はいずれにせよ，体力低下委員会の結論は，学齢期の幼児の適切な滋養を確保するのは国家の責任である，というものであった．しかし，どの幼児が一番困窮しており，どの幼児が余分の食料を必要としているかを見極める困難さもわかってきた．

　1920年代までに，生理学に対する心身一体的観

点についての激しい論争がなされた。それは，Haldane, Paton, Cathcart が論陣を張った，「栄養的工程が身体状態を左右している実体は，社会的・環境的条件の視点から議論するのが本来である」という説が正しいか否かというものであった。共に前後して医学研究審議会の会長を務めた，著名な栄養化学者である Walter Fletcher と Edward Mellanby もこれら食品由来新規生物化学因子の基本的効果に焦点を当てるべきであると主張し，1920年代から1930年代を通して，学齢期の幼児にミルクを与え，ビタミン摂取と健康の改善をはかる大規模なキャンペーンを率いた。Corry Mann は，Barnardo 博士の自宅で男児の低体重孤児を長期間給餌する実験を行い，この取組みの価値を裏づけた。孤児たちの成長はミルクの場合が最適であったが，最近行われた Celia Petty によるこのデータの再解析によると[1]，発育不良の子供たちだけが恩恵を受けたようである。

◆ 食料品の確保と栄養

子供の発育不良，貧困，そして，彼らの一般的健康障害の間に存在する密接な関係を明らかにして政治的発想様式を塗りかえたのは，Boyd Orr の著書『食料，健康，収入』[2]であった（原稿は意図的に，あの有名な Harold Macmillan に手渡されたが，彼は出版者であると同時に右派の政治家で，後に英国の首相を務めた）。カーネギー財団の調査でこれらの子供たちの状況が判断されたが，非常に限られた食料で貧困状態を余儀なくされていたことは明らかであった。Corry Mann や米国の科学者たちはすでに，発育不良の子供たちは遺伝的に小さいのではなく，ある種の食料品，特にミルクと食肉に反応し，成長が加速することを明らかにしていた。やせた子供も体重増加をうながすエネルギー源である，特配されたバターや砂糖の恩恵を受けた。この報告のおかげで，いくつもの任意団体が結成されて，子供たちが，貧血，感染症感受性，発育不全などを克服するために，良質の食料を必要としていると主張した。しかし，政府のレベルで一貫性のある変化が起きるには，第二次世界大戦が始まるのを待たなければならなかった。ウィンストン・チャーチル首相は，英国は戦闘以外の理由で戦争に負けるであろう，という進言を受けていた。それは，ドイツの潜水艦が，食料品の大半を英領植民地から英国に輸送している商船を実に効果的に沈没させていったからである。

Boyd Orr の義理の息子である David Lubbock が，著者にそのいきさつを話してくれたが，英国保健食糧省は，まさに配給制を導入して規定量のパンと穀物は配給し，食肉とバターは余裕のある者が購入することにしていたそうである。Boyd Orr はただちに，労働者階級についての目を見張るようなカーネギー調査の中の自分のデータを持って，省内くまなくロビー活動したばかりか，David Lubbock の Asquith 家の人脈をたどって，Wooten 卿を説き伏せ，ウィンストン・チャーチルに食料供給を確保し，国家の福利と存続のためにはより一貫性のある政策が必要であることを確信させたのである。まさにその時代，婦人たちは初めて工場労働など元来男性が担っていた役割にかり出されるようになっていた。ウィンストン・チャーチルは，「全妊婦と幼児にはオレンジジュース，ミルクの特配，それにタラの肝油が与えられるべきである」と主張したのである。さらに，すべての子供に学校で実質的で，高品質な食事をさせて，労働している母親の荷を軽くした。この取組みの成功はめざましいもので，後年，保健食糧省は先見の明のある立案に対して賛辞を受けたばかりか[3]，食料品確保に対する政治的な取り組み方が一変したのである。このようにして，わずか3年というおどろくべき短期間に，英国の農業生産は2倍になり，英国の食糧供給の約3/4が自国生産された。これで，英国が飢餓のために敗戦することはなくなった。

このようにして，食料品の確保は国家安全の戦略問題と，がっちりと結び付いた。連合国軍がアフリカで，極東，中東，そしてヨーロッパで枢軸国に相まみえたとき，連合軍が進軍したときに彼らが目にしたのは，多くの開放された国々の何百万人もの半飢餓状態の難民と強制退去させられた村々であった。この戦時体験から，第二次世界大戦後の世界各国は，食肉，ミルク，バター，砂糖はタンパク質とエネルギーの必須な供給源であり，

国家の安全のために守られなければならないものである，という原則にのっとって農業政策を立てた。

◆ 栄養原理に基づいた戦後の農業政策

戦後数年間の栄養に関する見方の主流は，英国によるすばらしい国家的実験の成果によって栄養の本質的な議論には一定の決着がついたので，残された問題はこの栄養上のノウハウをどのように残りの世界に当てはめてゆくか，というものであった。Boyd Orr は各国の外交官を説得して国連食糧農業機関を立ち上げ，その初代長官に就任した。しかし，連合国は世界食料銀行をつくるのに乗り気でなく，彼はすぐに辞任した。ソビエトも西欧の列強ともども，農業生産を保護することが国家安全のために極めて重要であることに気づいていたのである。もし，相手国の食料の在庫がかぎられていると，それが政治的な武器になりえたのである。ソビエト連邦はさらに一歩進めて，非常に高レベルの標準タンパク質摂取が適切であるという政策を，何十年も実行に移すことになる。元来，ローワット研究所の Preston が発見した，家畜を穀物で飼育する方法は，反芻動物の成長を著しく促進させ，ミルク生産を向上させるので，家畜のための穀物栽培はクリティカルな問題になった。ソビエト連邦と米国は，何年もの間お互いの穀物収穫をモニターしあい，ソビエト連邦が家畜に餌をやり，自国の栄養学者が定めた非常に高いタンパク質目標を達成するために米国から穀物を購入しようとすると，そこで駆け引きが続けられたのである。ゴルバチョフの時代になって初めて，ソビエト連邦はその巨大な工業力にもかかわらず，北米から膨大な穀物購入をしなければならないという，彼らの欠点だらけの栄養・農業政策によってむしばまれていることに気づいたのである。著者が誇りとするところであるが，財務再建危機の時代に世界銀行とソビエト連邦をとりもつ調停者として迎えられた。そのとき，ソビエト・ロシアの3,600万人の年金受給者は，財政的サポートの増額がなければ，1日，1人当たり120g（！）の動物性タンパク質を食べ続けてゆけないと考えていた。

戦後，西欧諸国の栄養の学問は動物の栄養に焦点が当てられていたが，これは，ヒトの研究よりも動物対象の研究のほうが国家的優先課題だったからである。ウシ，ヒツジ，ブタ，ニワトリの生産は新しい給餌法によってめざましく向上した。ヨーロッパの共同農業政策がうち立てられたが，それはフランスとドイツの小規模農業経営者の安定と擁護に絶好の方法であった。徹底的な研究と農業指導システムの普及によって，農業生産の新しい取組みは支えられ，これが研究と技術的開発の国家的優先課題で独占的な位置を占めた。したがって，ヒトの栄養学者は発展途上国の栄養失調の問題に興味の大部分を移さざるをえなかった。1950年代と1960年代に受け入れられていた考えは，十分な肉，ミルク，バターと鶏卵の入ったバランス食さえ考えればよいというものであった。もちろん，これらの食物は社会の最底辺の人たちでも買えるほど安くなくてはならない。でなければ，Boyd Orr が戦前に明らかにした根元的な問題に立ち向かうことはできないのである。このようなことで，低価格食糧政策と，貧困者でも買えるほど安い食肉やバターなどの贅沢品を，効率的に生産するための基本的農業生産戦略が現れたのである。

いまでもまだ，世界の多くの地域ではこの概念が農業政策を席巻し，動物飼料産業は相当額の政府補助金による食肉とミルク消費の助成に支えられ，国家安全保障関連の軍備その他の予算額と，ときには肩を並べるほどなのである。この組織化された政策は食料品チェーンを変貌させ，ついには政治的に固定化された巨大な地球規模の数十億ドル市場になってしまった。さらに，（豊かさ/健康）感覚と（商業的成功/西欧的贅沢な生活）感覚の一体化が世界中に浸透し，肉と脂肪と砂糖は，もはや，味覚の原始的欲望を満足させるだけでなく，本質的に健康のための必需品であると，すべての人がいまでは思いこんでいるようにみえる。このように，これらの食材は社会的成功，豊かさといったステータスに結びついてしまっている。

◆ 栄養の変化と欧米社会の疾病パターンの変化

このような変化は，冠動脈心疾患のような，多

くの"新"疾患を引き起こした。著者の義理の父がリーズの医学校で1920年代に訓練を受けていたとき，そのころ"心臓麻痺"という名前がつけられた，おどろくほど危険な病状の原因となる"狭心症"なる奇病を実見するために，現場に駆けつけたものだ。1960年代までに，西欧社会ではこの一見神秘的な症例は，極めて陳腐になった。Ancel Key が行った1950年代の7カ国試験と[4]，彼とHegsted による脂肪の種類が血中コレステロールに及ぼす影響の詳しい解析[5,6]の結果，1960年代初頭には健康問題に対して栄養の観点からの取組みが可能になってきた。これらの新しい疾病パターンが，戦後の農業食料政策に由来する栄養的変化に関連しているということに気づいたのは，ノルウェーとそのほか数カ国であった。米国では，喫煙，高血圧，高コレステロール値も心疾患の発症に密接に関連していることが認識された。これに基づいて，米国の心臓病協会が個人ベースの食事上の優先課題を提唱したが，国家政策の変更をもって世界をリードしたのはスカンジナビア諸国であった。世界保健機関の要請によって，ノルウェー，フィンランド，その他ヨーロッパ諸国の栄養政策史の変遷が調査されたところ，おどろいたことに，政府による方針の策定に先んじて，国民レベルの栄養的新概念に対する理解があったのである[7]。これは，ひとつかみの篤志家の心臓内科医と栄養学者が直接大衆に食事を変えるように説いてまわったためである。彼らは，政府にも政策変更を要求し，そのためには政治的プロセスに影響力を及ぼすべく，あらゆる戦略を用いた。栄養欠乏症は，すでに過去のものであるとみなされていた。つぎには，食事の品質，特に脂肪との関連を問題にしなければならならない時代であった[8]。

しかし，1970年代初頭までに，Barkitt[9] と Trowell[10] はわれわれの食事の品質についての考え方をさらに広げた。戦後の栄養的変化では脂肪酸組成ばかりを問題にしてきたけれど，炭水化物のこと，より適切には，食事の非デンプン性多糖類，すなわち食物繊維のことが完全に忘れ去られているという主張であった。彼らが問題にしたのは，大腸癌を含む腸疾患と食物繊維の欠乏の関係である。そこで，過去30年間，われわれは食事の中のタンパク質，炭水化物，脂肪といった，主要栄養素の適切量の再検討に従事することになった。

◆ 食品業界の台頭とその経済的影響力

"バランスの取れた食事"の概念は「夢にまで見る食べ物も，少量なら健康的（a little of what you fancy does you good）」の標語とともに，西欧諸国の食生活パターンを一変させた。1940年代から1970年代にかけて起こったこの大規模な食生活変化と並行して，農業の変化と強力な食品業界の台頭が起こっていた。婦人たちは，そのめざましい銃後の貢献によって，いまや労働市場の貴重な資産となっていたので，家庭での負担はますます大きくなっていた。望まれたのは，即時購買が可能な，面倒な準備や調理がいらない，簡便な高品質食料品であった。世界的なこの要望は，食品の加工，生産，物流，小売り体制の変化に火をつけ，産業界への力の集中を引き起こした。さらに起こったことは，食料品，食材，最終製品の世界的流通の異常なまでの増加で，これに付随して入手できる食品には季節性が失われてきた。おびただしい種類の食料が消費者に届けられるようになった。この"いつでも手に入る"という感覚と，消費者のためには何でもするスーパーマーケット・チェーンの急速な拡大に支えられた消費者の個人主義は，この豊穣と料理の喜びをさらに煽った[11]。

循環器病や癌のようないわゆる"ぜいたく病"は何十年もの間，栄養の問題と関連づけられていたが，医者も大衆も，できればこのような事態は医薬品などで技術的に対処するほうを望んでいた。しかし，国策として喫煙を抑制しなくてはならないという意見の一致がはっきりと出され，ついで，大多数の国で塩分をひかえ，脂肪は適切なものを少量にするほうがよいという合意に至った。しかし，最近までベールに覆われていたのは，われわれの食料の品質を決定する食品業界の決定的な役割である。1960年代以降，ヨーグルトや低脂肪食品のような新製品では，消費者の気に入るように，そして，業績が上がるように，食品業界は原材料と加工方法を変更しはじめたのである。

食品業界の発展は戦後の最も目立つ政治的・経

済的特徴のひとつである。生産，処理工程，販売の新技術のおかげで，ますます少数の手の内に業界勢力が集中した。この展開については，いくつかの分析がなされている（例えば，Fast Food Nation[12,13]）。われわれは現在，奇妙な状況に陥っており，会社の価値は数十億ドル単位で評価され，その売り上げは炭酸飲料とかハンバーガーのような，わずか数種類の製品の販売から成り立っている。これらの多国籍巨大企業は，いま新たな局面に立たされている。というのは，資本主義の前提に基づけば，彼らは基本的に市場の占有率を伸ばし続け，投資家のために年間，いや四半期ごとの業績の伸びを証明し続けなければならないからである。このような産業界に加わる正当なプレッシャーによって生み出された，彼らの3つの取組みを見てみることは非常に興味深いことで，これはタバコとアルコール市場でも明らである。a）市場占有率を上げるための低価格，b）製品の広範囲な入手可能性の確保，c）価格と入手性の後ろ盾となる製品ごとの集中的販売などである。いまや明らかに食品産業界は強力な一大圧力団体に成長し，それは軍需産業を含む産業界と肩を並べるほど政治的に支配的になった。

食品業界の販売テクニックとその努力についてはよく紹介されている[14-16]。最初，消費者は，大量購入すると価格のわりに得をすることにただちに気がつく。製品の回転を上げるためのつぎの手は，販売ターゲットを若年層に集中することで，これはブランドに対する長期の忠誠を手中にできるかもしれないからである。これらの手が，ヨーロッパで画期的成功をおさめたので，食料品の購買パターンが変わってしまい，地中海地域では全地域と言わないまでも，多くの地域で伝統的な料理が失われてしまった。

ヨーロッパの西部地域の市場はすでに飽和状態であるから，大食品企業とリテーラーがつぎにターゲットにしたのが，自由化された旧ソビエト連邦諸国と発展途上国であったことは当然であろう。実際，共産主義の崩壊後，中欧と東欧における最大の出資者は製菓，炭酸飲料，ファーストフード企業であった。開発途上国においてもこれらの企業が投資の先頭を切ったが，インド，中国，ラテンアメリカ，中東などが発展してゆくと，将来の収益の可能性には巨大なものが見込まれる。したがって，これら諸国で，豊かさに連動した予防接種の恩恵，水道の普及，衛生の向上が小児の死亡率を劇的に下げると共に，疾病のパターンも同様に劇的に変化したことは不思議ではない。彼らにとって不運であったことは，西欧の産業と文化がこれらのまだ整備の行き届かない国々を侵略した結果，仕事を探すために都市のスラム街に移住してきた最貧の人々までが，この極端な食物パターンの変化にさらされたことである。脂肪，砂糖，食肉の摂取は急速に増加し，インドでは体重が著しく増加して，最貧困の村の肥満度指数（BMI）が平均約18であるのに対して，隣りの都市部の平均BMIが23というありさまである。食生活の変化に伴い，身体活動がこれも劇的に少なくなり，かつては"欧米病"とか"ぜいたく病"とか言われていた疾患が，いまや年収で下層・中流上層の多くの国々で支配的な問題となっているのも不思議ではない。このように，これら諸国では，栄養失調症と欠乏症と同時に，肥満，糖尿病，循環器病，癌の急増という，ダブルパンチを受けている（下記参照）。

◆ アフリカとアジアに残る栄養失調症

今世紀初めに，われわれが世界の栄養問題を再評価するように栄養常設委員会から委嘱されたとき，われわれが直面した最大の問題は，「われわれはミレニアム開発目標で明確に策定された一連の優先課題に沿って問題解決に当たっている」との多くの政府の宣言と裏腹に，栄養失調症の蔓延がいまもなお残っていたことである。われわれのある者には，なぜ問題解決が遅々としているのか，対策は何であるかの調査が課せられた。この報告書は極めて激しい議論を呼びそうな内容であった。というのは，われわれがこの問題を新鮮な目で見直したとき気づいたことは，世界の為政者は貧困をなんとかしようと躍起であるのに対して，栄養と開発の専門家は主に発展の妨げとなる戦争や自然災害の影響に関心を持っていたからである[18]。しかし，それ以外にも重大な問題があるというのが，われわれの結論であった。まず，われわれが

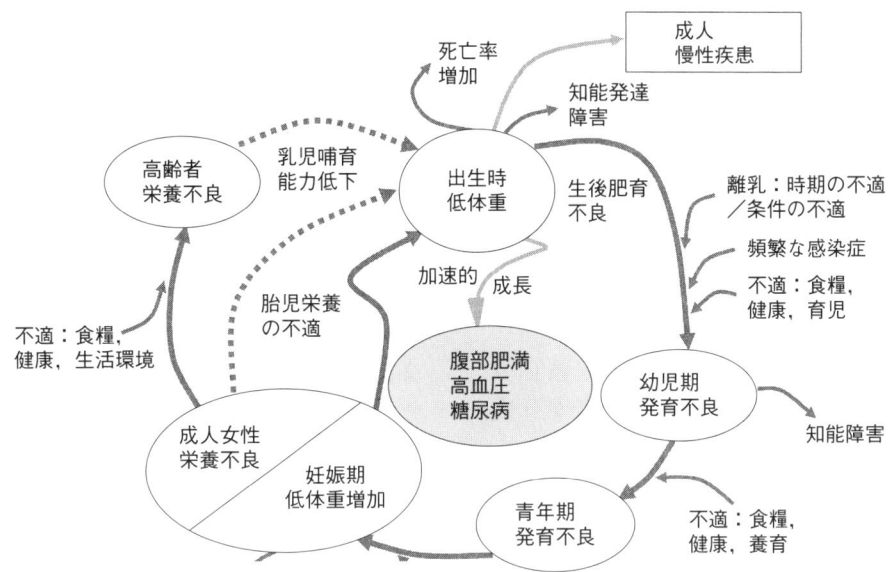

図1. ライフサイクル：因果関係の提案

特定したのは，生涯にわたる栄養問題を考えることの必要性で，その中でも，Boyd Orrの時代にヨーロッパのほとんどの地域を脅かし，現在も世界の多くの地域にしつこく残っている欠乏症のライフサイクルを視覚に訴えることにより，これらの間に存在する関連性を際立たせることであった（図1）。

また，われわれは，栄養学者が栄養失調の問題を記述するとき，タンパク質エネルギー栄養不良はWHO成長曲線の標準偏差限界をマイナス2以上逸脱しなければ明確には結論できないというような古典的なWHO基準を採用していることに気がついた。この粗野で断言的な栄養失調診断への態度は，低体重児があまりにも多いので，公衆衛生的な問題の影響をより協調するために使われているようであった。アフリカが最大の問題であるという前提であったが，じきに，アジアでも同じくらいの率の，しかし絶対数でははるかに多い子供の栄養不良があった。WHOの低体重の基準によると，当時の栄養不良児は，アフリカ北部で10%，サハラ以南のアフリカでは25%，そして，アジアでは47%であった。また，成長速度のパターンも全体的にシフトしていて，ごくわずかな子供しか成長の上部パーセンタイルに入っていなかった。したがって，この潜在的な負担は巨大なもので，われわれが目にしているのは，全員とは言わないまでも，大部分の成長率が，想定した最適以下の住民だったのである。

つぎにわれわれが気づいたことは，小児期栄養不良を高発させる支配的な問題は発育"阻害"であるということで，これについてはわれわれが1970年に英国外務省からカリブ海住民の調査を委嘱されたときに認識したのが初めてであった[19]。しかし，体力の消耗状態はともかく，発育阻害自体にはなにが一番よい対処法であるかについて，面と向かう栄養学者はほとんどいなかった。既成の栄養関連の団体はそれに目をつぶっているように見受けられた。彼らの答えは，単に食事量を増やせというものであったが，実はそれ以前に，劣悪な水資源と衛生状態からくる慢性感染症と，アジアではこれに動物性タンパク質の摂取量不足とが相まったことが，根本問題であることがわかっていたのである。

◆ 継世代的な栄養失調

われわれのミレニアム報告書では，東南アジアの発育不良の高発症は，そのまま高率の出生時低体重に関連づけられている。したがって，すぐに了解できたことは，小さく生まれた子供たちが低体重で発育不良に数えられないためには，生後加

速度的成長を遂げなけらばならないであろう，ということである．したがって，妊娠と婦人の健康に焦点を当てなおすことになるが，従来，小児科医が決めていた国家方針は，低体重で感染症にかかりやすい乳幼児の対処の必要性に基づいていたのである．われわれはすでに低BMI成人に関する論文で，インドで出生時低体重が多いのは母親の分娩後の低BMIに関連しており，母親の出産後BMIが16以下の場合，約半数の子供が低体重であることを発表していた．母親の出産後BMIが25より大きくなったときはじめて出生時低体重率が最低（15％）になった[20,21]．つぎにわれわれが気がついたことは，栄養学者や小児科医で，妊娠期の栄養所要量とか，東南アジアでは極めて背の低い婦人がBMI 18以下で妊娠を迎えるという事実を考えた人がほとんどいなかったということである．事実，インドで生まれる1/4以上の子供は，法定結婚年齢である18歳以前の少女が出産していることを教えられた．また，東南アジアでは妊婦死亡率が極めて高く，80％以上が妊娠中に貧血症になるということもわかった．昔から，複数の微量栄養素欠乏症を伴う慢性欠乏状態が世代を継がれて繰り返されているようで，これは，特に亜鉛，葉酸，ビタミンB_{12}に顕著であった．

このことから，ミレニアム委員会は若い婦人たちの窮状と，若い少女たちの健康の大切さをないがしろにしていたことに気づいたのである．昔から若い女性の教育の重要性は広く知られていたが，ここに来て，われわれは胎児栄養の根元的重要性を考えることを余儀なくされた．この観点は，UNICEFの東南アジア方針の変更をうながし，母親の健康と出生時低体重の回避に焦点が当てられた．簡単に言ってしまえば，非常に小さい新生児が，発育不良と栄養不良の烙印を押されないように急速に成長するためには，離乳食セットにいままでと全くちがった優先順位の設定が必要になってくるのは明らかで，長期目標は母体と胎児の栄養改善でなくてはならない．

◆ アジアの菜食主義食の問題
──複合的栄養不足と微生物汚染

さらに調べて行くと，インド亜大陸では菜食主義食に顕著なメリットがある反面，その地域にはB_{12}欠乏ばかりでなく，ビタミンC，リボフラビン，葉酸欠乏症患者が多くいる．彼らの緑葉野菜と果物の摂取はかぎられていて，ほとんどの食材は長時間調理されている．インドの一流の微生物学者から，インドでは加工食品や飲料でさえ，腸内細菌によって濃厚に汚染されていないものを見つけるのは不可能に近い，と教えられていたので，いろいろのスパイスと一緒に長時間調理する伝統文化である菜食主義食については一応わかっていた．このことから，全員ではなくても，大部分の住民が日常的に高レベルの感染負荷を負っていることがわかる．事実，インドの宇宙飛行士を宇宙に送ろうとしたとき，当初は，NASAに送るための汚染していないインド製食品や飲料製品を入手することは不可能であった．おどろいたことに，生後数日から赤ん坊に茶とかハーブ飲料を日常的に与える伝統があるので，アジアでは完全母乳栄養は非常にまれだということである．もしかしたら，これによって，1960年代にはじめて報告された，インドの乳児で比較的長く知られている早期発症性の粘膜障害が説明できるのかもしれない．

栄養不良撲滅のための国家計画が功を奏するという証拠は，タイのタンパク質エネルギー栄養不良率の画期的な低下，コスタリカの国家計画とタンザニアの地域社会試験での有効性などがある．これらいずれの3カ国でも，地元の介護者と政府組織とが協力する，地域社会ベースの取組みである．子供たちに適切な食料を確保する措置を含めた，母体と胎児の福祉的診療をするための財源増進策には，国家レベルの優先順位の問題があった．また，当時，国際食糧政策研究所が行った解析でも，国連と世界銀行の一般的な開発アプローチを踏襲した，現行の経済学発想の浸透形式（tickle-down）の救済では栄養不良率の実効性のある低減は無理であろうということが明らかにされていた．われわれが21世紀の初めに，委員会が実行中の戦略をみたときも，実際，進歩はあまりにも遅く，ミレニアム開発目標を達成するのは絶望的であった．

◆ 地球規模の健康障害と現在の栄養転換

　最近になって，WHOは栄養学的優先課題についての考え方を修正し，いまでは，まず世界中の諸疾患の発症率を評価し，つぎにそれぞれの疾患が能力障害と早死の双方に及ぼす影響を解析している[22]。この解析から，いわゆる開発途上世界（現在では所得に応じて低，中の下，中流国とさらに分類されている）でも，循環器病，癌，糖尿病，肥満，精神障害といった慢性成人病の発症率の荷重が著しいことが明確になってきた。世界の最貧困の地域では，いまだに感染症が大変な負担で，ほとんどのサハラ以南の国々と，いまではインド，中国，そのほかのアジア諸国ではHIV感染率がだんだんと上昇しており，世界全体としては循環器病が最も多い死因である。実際，発展途上国の循環器病による死亡数は豊かな西欧社会の2倍近くなのである。したがって，"ぜいたく病"はいまや実際は貧困病なのである。Popkinらはこの目を見張るような結果を，いわゆる栄養転換（nutritional transition），すなわち収入の増加に伴った脂肪，肉，砂糖消費量の増加と関連づけた[23]。最近になって，われわれも，国家GNPの上昇につれて成人の平均体重と肥満率が上がることを示した。最貧困の国々では集団の血圧が急上昇し，最も田舎の地域社会でも血圧はおどろくほど高く，コレステロールレベルと肥満率は，国家の平均年間GNPが8,000〜10,000ドルくらいまでは，国民所得と比例して上昇する[24]。

◆ 胎児の栄養不良とその長期的影響

　母体の栄養不良が出生時低体重の高発症率を考えるうえで大きな課題であることに気づいてから，すでに顕現化―特にアジア―しはじめていた顕著な栄養転換の影響と糖尿病の急増を認識したのである。Halesはそれまでに動物の給餌実験で[25,26]，タンパク質の低摂取は肝臓と膵臓の構造と代謝能を変え，栄養不足のメスから生まれた仔は明らかに膵臓のインスリン産生能に障害があることを示していた。そのほかにも，母体の低タンパク質摂取が膵島細胞に影響を与えることが確認され，膵島細胞はアポトーシスを受けやすいが，この感受性は妊娠期のメスに過剰のタウリンを与えると修正できること[27]が実験的に示された。インドのYajnikも，出生時低体重児は4歳までに，そして8歳でもインスリン抵抗性の徴候を示し高血圧で，この傾向は児が低体重で生まれて急に成長したときに顕著であることを見いだしていた[28]。

　この段階でわれわれは，ほぼアジア全地域が米食にたよっていることも認識したが，米はすべての穀物の中でも一番タンパク質含量が低いもののひとつである。しかし，低タンパク質摂取がメタボリックシンドロームと糖尿病の高発症を考えるうえでどれほど根元的なのかについては，なんら証拠を持ち合わせていなかった。アジア人の糖尿病に対する例外的な感受性は，ロンドンのMcKeigueの研究からも明らかであったし[29]，1970年代にGeorge Millerは[30]，カリブ諸島，南アフリカ，ヨーロッパのどこに住んでいても，インド人は循環器病のリスクが非常に高いことを強調した。したがって，新しいものの見方が与えられたのである。なぜなら，現在起こっている栄養転換は単に栄養不良の問題から肥満，糖尿病，循環器病の負荷へ，問題がすげ替えられただけではないからである。栄養欠乏症が残した前駆状態が，その後の体重のごくわずかな増加ですら見逃さず，相乗的に悪影響を増幅するのである。このように，低栄養と，少年期後半から成人期に摂取する，エネルギー豊富でアンバランスな食生活との両者で，健康負荷を劇的に増加させる。これはインドにかぎったことではない。Barker[31]は，英国成人のうち低体重で出生したものは中年期後半にメタボリックシンドロームを発症するリスクが5倍高くなることを明らかにした。彼はさらにその後，共同研究者と共に，中国人の婦人で妊娠初期のBMIが低い場合，それが，その子供の45年後のインスリン抵抗傾向と関連していることを示している。

　精査によれば，体格が小さく，低体重の婦人（正常体重の婦人は該当しない）が妊娠期にタンパク質エネルギーの補給を受けると，子宮内発育遅延が防げられる可能性がある。亜鉛，葉酸，たぶんマグネシウム，もしかしたらn-3脂肪酸の欠乏症が出生体重の制限に寄与しているかもしれないという証拠があげられている[33]。ある初期の研

究では[34]，トウモロコシを主食にしていた南アフリカの女性に葉酸補給をしているが，補給を受けた母親の児の低体重出生率は著しく低下していたし，より最近の解析では妊娠中に適量の葉酸を摂取することの重要性が裏づけられている[35,36]。Yajinikはインドの婦人における緑葉野菜の摂取量/適正な葉酸と，出生体重の関係を明らかにしたし，より最近では，ビタミンB_{12}が胎児発生中の主要と目される変化において特に重要な貢献があることを強調している。

◆胎児インプリントとエピジェネティックな変化

戦後，McCanceとWiddowson[39,40]が行った初期の研究では，母体あるいは生後初期の仔の給餌を操作することによって，ブタとげっ歯類はその体格，形，臓器の構造，代謝的制御が恒久的に変化することが示されている。ロンドンスクールのStewart[41]は30年以上前に，10世代にわたって低タンパク食で育てると，体組成がまったくちがう子孫ができ，その効果をもとに戻すには3世代必要なことを示した。その後，日本のLimらによると[42]，妊娠中に5%あるいは40%の脂肪を与え，離乳後標準食を与えると，母親が高脂肪食を摂取していた子孫では肥満が起こった。この継世代効果は母乳栄養とか，そのほかの飼育方法のちがいではなく，インプリント表現型であるようで，それが子孫に長期にわたる影響を残したのである。そこでわかったことは，母体の変化が次世代の表現型と，もしかしたら遺伝子型にも効果があり，この現象は，栄養的原因が解決されても数世代続くかもしれない，ということである。

この継世代効果のメカニズムは不明で，初めは基質の利用性に対する応答ではないかと思われたが，Edwardsらは，コルチゾールを不活性化する11β脱水素酵素系が低タンパク食の影響を受けやすいことから，母体から胎盤を通して胎児に入るコルチゾールの流入量が多くなり，おそらく視床下部－脳下垂体－副腎軸が介在したグルココルチコイド・フィードバック系のリセットが起こったのだろうと提唱した。

過去5年の間に，胎児機構のめざましい新研究が進み，ヒストンと共にDNAが特定の位置で選択的にメチル化され，特定の遺伝子が沈黙化されることによって遺伝子発現に変化が起こり，また，これが恒久的な影響であるかもしれないという示唆がある。遺伝的インプリントは胎児に影響を及ぼすばかりでなく，母体から胎児への栄養素の供給と胎児自体の栄養素需要量をもコントロールするかもしれないことを，Reichらは実に効果的に実証したが[44-46]，胎盤を通した栄養素の胎児への流れは，IGF2を介した胎盤の透過性の変化で制御されている。エピジェネティック制御と，行動や内分泌応答のセッティングさえもが生後も維持され，母乳栄養も潜在的に重要な効果があるらしい。このように，母体と胎児の相互作用自体が，給餌応答，糖代謝，脂質代謝ばかりか，心の機微を制御する遺伝子の長期発現を設定する可能性がある。

これら胎児への極だった影響が，重要な臓器構造の変化やグルココルチコイド系のリセットなども考え合わせながら，発展途上国における糖尿病，高血圧，心疾患を伴った腹部肥満発症率の急増の仕組みを，やがては明らかにしてゆくにちがいない。この問題は，出生時低体重（粗野ながら母親が栄養不良であった指標）と連動しているのである。いま，全世界の住民のことを語ろうとすると，「ヨーロッパ西地域や米国の白色人種の戦後の世代と比較して，ずっと慢性疾患に冒されやすい地域社会が支配的になっている」と表現することになるだろう，それは過去の栄養上の経験と胎児インプリントの遺産なのである。われわれはあまりにも長い間，これらのちがいが人種差とか，継承した対立遺伝子セットの本質的な差によると考えていたのである。

いまや，疾患感受性の大きなちがいを進化とか遺伝的選択圧のせいにしないよう，気をつけなければならない。妊娠前と妊娠中の栄養の大切さを強調するだけでなく，乳幼児の生後2年間の生活も極めて重要であるとする新証拠が得られている。何十年も前に，Sally McGregor[47]は，適正な栄養と母子接触の相互作用がこの子供たちの次世代の将来的能力を決定することを示している。もっと長期の追跡調査からは，母親による初期の知的刺激が子供の生涯の知能を決めるのに非常に大切で

あることが強調されている[48]。このように，広い意味で，発達の最重要時期についての昔の知恵がふたたび注目を浴びている。

知能発達の決定因子は多岐にわたる。例えば，幼児期の嗅覚試験では，生後赤ちゃんにかがせた香りでその後の食べ物の好き嫌いが決まるという最近の発見がある[49]。だから，嗜好的許容の獲得は母乳の香りとか，実際，出産前の羊水に関係があるのかもしれない[50]。もっと医学的レベルでは，オランダの研究者たちは[51]生後6カ月間，低塩分の人工栄養で育った子供は，15歳で評価すると血圧が優位に低かったことを観察している。最適な知能・視覚発達のためには，生後数カ月間，必須n-3脂肪酸を与えるのが大切であるというUauyの研究も[52]，ただエネルギーとタンパク質摂取だけを心配していたわれわれの思い上がりを際立たせているようである。

◆ 公衆衛生上の新しい難題

栄養学がふたたびこの上なく重要な学問となったいま，80年前にBoyd Orrらが直面したのと同様の，巨大な課題を目の前にしている。われわれが住んでいる世界では，至る所で栄養問題が不健康の負荷を支配しており，アフリカではHIV/エイズの流行とつきあってゆく能力は感染患者の栄養的健全さ次第という状況である。政治的にもわれわれは曲がり角にきている。なぜなら，進化過程の人類の経験からみると，絶望的にかけ離れた食べ物が与えられているからである。また，自分たちが発展させてきた経済・産業構造によって，われわれは栄養的健康の大部分を，実質上，食品産業界とリテーラーの手に委ねている。そして，それらの産業界の大関心は低品質食品の販売なのである。したがって，栄養学者はふたたび最重要の社会的問題の矢面に立っており，問題はこの難題を前に，立ち上がるかどうかである。

歴史的に，栄養学者は，政府や産業界が発展させた構想やバランス食品製品を専門委員として認証する場合以外は，彼らの仲間に入れてもらえなかった。ということは，政府はまず当てにならないということである。もし，栄養学者が新製品を批判したら食品企業は大声で反論し，ときに，専門家にお金を払うことすらある。そのような専門家にかぎって，栄養学上の議論が実際に心配の種を含んでいるという考えを聞くと，軽蔑しきった態度をとる。例えば，1984年に英国政府のために作成した循環器病に関連する食物由来因子の報告書で，われわれはトランス脂肪酸，飽和脂肪と食塩の摂取を集団レベルで下げることの重要性を強調した。数日のうちに，われわれの主張に疑問を呈し，学問的な正当性に異議を唱えるために雇われた栄養学者を含めた，熱心なロビー活動が行われた。そのような経緯で，英国政府が食品の塩分と脂肪酸を体系的に下げるように要求したのは，実にここ2年のことで，それは最初に心配事が表明されてから25年後だった。

この多国籍食品企業が持つ巨大な政治的影響力はMarion Nestleで際立っている[54]。彼らは，全部とは言わないまでも大多数のオピニオンリーダーを自分たちの顧問とかロビイストとして雇うことによって，米国とヨーロッパの栄養学の意見を実質的に去勢したと考えているようである。ところが，WHO独自のグローバルな健康負荷の解析によると，栄養の問題は喫煙よりも大きく，実際，世界の健康負荷の主要原因の大部分となっていることが明らかである。したがって，われわれは前例のないような恰好で難題に立ち向かっている。なぜなら，いまや世界の比較的貧困な国々で，それ以外の地域に比べて約2倍の人々が循環器病で死んでおり，アジアの上位5カ国のうち4カ国の2型糖尿病患者は数百万人もいる。肥満も地球規模で急増しており，これも貧困層に顕著である。そして，われわれが立ち向かうのは，まったく制御の効かなくなった食糧品体系で，しかもそれを目先の利益だけを要求する"合法的"多国籍食品企業が支配している。

明らかに，乳幼児と開発途上国が国際的食品販売の現在のターゲットで，エネルギーリッチで栄養プアーな食品が世界的に普及するにつれて破壊的な結果をもたらす。EU諸国と米国は引き続き，果物や野菜の生産よりも脂肪，食肉，砂糖の生産を支えることによって，自国民の健康を脅かすであろう。ばかげたことに，これにはEUでは共同農業政策によって伝統的に支給された，米国では

政府補助金という名のもとの奨励金が使われている。貧しい農民は新興の経済の中で，砂糖に至る日用品に対する巨額のヨーロッパと米国の輸出奨励金によって，余剰労働者とならざるをえない。さらに，自由貿易の名のもとに世界貿易機関は，より貧困な国々の市場を開放しようと懸命に努力しているが，西洋諸国が過去には自国の産業を保護するために行った選択的規制の経験を，軽蔑を込めてたらい回しにしているようなものである[55]。中国，インド，マレーシアにとっては，自国で輸入規制を行い，財政のコントロールを維持していた時代のほうがよかったことは明白である。

そこで繰り返すが，われわれは１世紀前と同じような世界にいる。巨大化した経済力が，いや国家安全や経済的福祉さえもが，いまこそ，栄養弱者である民衆の健康を育むための行動を取ってくれと，政府を頼りにしている。もし，栄養的諸問題が継世代的ベースで合併し，驚異的な後遺症を残すことを避けようと願うならば，いまわれわれが一番必要としているのは，若い女性の福祉と教育と支援なのである。現在の地球人類の大部分は，浸透しつつある西欧文化に対抗するようには，胎児プログラムされていない。だからこそ，栄養学の共同体はいろいろの方面から挑戦を受けている。それは学問的・医学的・公衆衛生的観点からの挑戦，発言をしなければいけないという挑戦，そしてさらにわれわれは，最健康弱者の苦労を増えるがままにしている自由放任主義に変革を強く求めてゆくという挑戦をしなければならない。

(訳／今田　勝)

1. Petty EC. The impact of the newer knowledge of nutrition: nutrition science and nutrition policy 1900-1939. PhD Thesis. London University; 1987.
2. Orr B. *Food Health and Income*. London: Macmillan Press; 1936.
3. Acheson ED. Tenth Boyd Orr Memorial Lecture: Food, policy, nutrition and government. Proc Nutr Soc. 1986;45:131–138.
4. Keys A, ed. *Seven Countries. A Multivariate Analysis of Death and Coronary Heart Disease*. Cambridge, MA: Harvard University Press; 1980.
5. Keys A, Anderson JT, Grande F. Serum cholesterol response to changes in diet IV Particular saturated fatty acids in the diet. Metabolism. 1965;14:776–786.
6. Hegsted DM, Ausman LM, Johnson JA, Dollal GE. Dietary fat and serum lipids: an evaluation of the experimental data. Am J Clin Nutr. 1993;57:875–883.
7. James WPT, Ralph A, Bellizzi M. Nutrition policies in Western Europe: National policies in Belgium, France, Ireland, the Netherlands and the United Kingdom. Nutr Rev. 1997;55:S4–S20.
8. Keys A, Anderson JT, Grande F. Essential fatty acids, lipid metabolism and atherosclerosis Lancet. 1958;1:742–743.
9. Burkitt D. Fiber as protective against gastrointestinal diseases Am J Gastroenterol. 1984;79:249–252.
10. Trowell H. Dietary fibre, ischaemic heart disease and diabetes mellitus. Proc Nutr Soc. 1973;32:151–157.
11. Raven H, Lang T. *Off Our Trolleys?: Food Marketing and the Hypermarket Revolution*. London: Institute of Policy Research; 1995.
12. Schlosser E. *Fast Food Nation: The Dark Side of the All-American Meal*. New York: Houghton-Mifflin; 2001.
13. Lang T, Heasman M. *Food Wars. The Global Battle for Mouths, Minds and Markets*. London: Earthscan; 2004.
14. Hastings G, Stead M, McDermott L, et al. *Review of Research on the Effects of Food Promotion to Children. Final Report Prepared for the Food Standards Agency*. Available at: http://www.food.gov.uk/multimedia/pdfs/foodpromotiontochildren1.pdf. Accessed April 11, 2006.
15. Hawkes C. *Marketing Food to Children: The Global Regulatory Environment*. Geneva: World Health Organization; 2004.
16. Dalmeny K, Hanna E, Lobstein T. *Broadcasting Bad Health. Why Food Marketing to Children Needs to Be Controlled. A Report by the International Association of Consumer Food Organizations for the World Health Organization Consultation on a Global Strategy for Diet and Health*. London: The International Association of Consumer Food Organizations; 2003.
17. Pais P, Pogue J, Gerstein H, Zachariah E, Savitha D, Jayprakash S, Nayak PR, Yusuf S. Risk factors for acute myocardial infarction in Indians: a case-control study. Lancet. 1996;348:358–363.
18. James WPT, Norum K, Smitasiri S, Swaminathan MS, Tagwirye J, Uauy R, Ul Haq M. Ending malnutrition by 2020: An agenda for change in the millennium. Final report to the ACC/SCN by the Commission on the Nutrition Challenges of the 21st Century. Food Nutr Bull. 2000;21(suppl 3):1–88.
19. James WPT, Aksu B., Ferro-Luzzi A. Assessing nutritional status of children and adults In: Shetty P, ed. *Nutrient Metabolism and Malnutrition: A Festschrift for John Conrad Waterlow*. London: Smith-Gordon; 2000.
20. James WPT, Ferro-Luzzi A, Waterlow JC. Definition of chronic energy deficiency in adults. Report of a Working Party of the International Dietary Energy Consultative Group. Eur J Clin Nutr. 1988;42:969–981.
21. Shetty PS, James WPT 1994. *Body Mass Index. A Measure of Chronic Energy Deficiency in Adults*. FAO Food and Nutrition Paper 56, FAO, Rome
22. Ezzati M, Lopez AD, Rodgers A, Van der Hoorn S, Murray CJ; Comparative Risk Assessment Collaborating Group. Selected major risk factors and

global and regional burden of disease. Lancet. 2002;360:1347–1360.
23. Popkin BM. The nutrition transition and obesity in the developing world. J Nutr. 2001;131:871S–873S.
24. Ezzati M, Hoorn SV, Lawes CMM, Leach R, James WPT, Lopez AD, Rodgers A and Murray CJL. Rethinking the "diseases of affluence" paradigm: global patterns of nutritional risks in relation to economic development. PLoS Med. 2005.2(5):e133.
25. Ozanne SE, Hales CN. The long-term consequences of intra-uterine protein malnutrition for glucose metabolism Proc Nutr Soc. 1999 58:615–619.
26. Berney DM, Desai M, Palmer DJ, et al. The effects of maternal protein deprivation on the fetal rat pancreas: major structural changes and their recuperation. J Pathol. 1997;183:109–115.
27. Merezak S, Hardikar AA, Yajnik CS, Remacle C, Reusens B. Intrauterine low protein diet increases fetal-cell sensitivity to NO and IL-1: the protective role of taurine. J Endo. 2001;171:299–308.
28. Yajnik C. Interactions of perturbations in intrauterine growth and growth during childhood on the risk of adult-onset disease. Proc Nutr Soc. 2000;59:1–9.
29. McKeigue PM, Shah B, Marmot MG. Relation of central obesity and insulin resistance with high diabetes prevalence and cardiovascular risk in South Asians. Lancet. 1991;337:382–386.
30. McKeigue PM, Miller GJ, Marmot MG. Coronary heart disease in south Asians overseas: a review. J Clin Epidemiol. 1989;42:597–609.
31. Barker D. *Mothers, Babies and Health in Later Life*. Edinburgh: Churchill Livingstone, 1998.
32. Mi J, Law C, Zhang K-L, Osmond C, Stein C, Barker D. effects of infant birthweight and maternal body mass index in pregnancy on components of the insulin resistance syndrome in China. Ann Int Med. 2000;132:253–260.
33. De Onis M, Villar J, Gulmezoglu M. Nutritional interventions to prevent intrauterine growth retardation: evidence from randomized controlled trials. Eur J Clin Nutr. 1998;52:S83–S93.
34. Baumslag N, Edelstein T, Metz J. Reduction of incidence of prematurity by folic acid supplementation in pregnancy. BMJ. 1970;1:16–17.
35. Sram RJ, Binkova B, Lnenickova Z, Solansky I, Dejmek J. The impact of plasma folate levels of mothers and newborns on intrauterine growth retardation and birth weight. Mutat Res. 2005;591:302–310.
36. Relton CL, Pearce MS, Parker L. The influence of erythrocyte folate and serum vitamin B_{12} status on birth weight. Br J Nutr. 2005;93:593–599.
37. Rao S. Yajnik CS, Kanade A, et al. Intake of micronutrient-rich foods in rural Indian mothers is associated with the size of their babies at birth: Pune Maternal Nutrition Study. J Nutr. 2001;131:1217–1224.
38. Refsum H, Yajnik CS, Gadkari M, et al. Hyperhomocysteinemia and elevated methylmalonic acid indicate a high prevalence of cobalamin deficiency in Asian Indians. Am J Clin Nutr. 2001;74:233–241.
39. McCance RA, Widdowson EM. Nutrition and growth. Proc R Soc Lond Series B. 1962;156:326–337.
40. Widdowson EM, McCance RA. The effect of finite periods of undernutrition at different ages on the composition and subsequent development of the rat. Proc R Soc Lond B Biol Sci. 1963;158:329–342.
41. Stewart RJ, Sheppard H, Preece R, Waterlow JC. The effect of rehabilitation at different stages of development of rats marginally malnourished for ten to twelve generations. Br J Nutr. 1980;43:403–412.
42. Lim et al. Dietary fat. In: Romsos DR, Himms-Hagen J, Suzuki Meds. *Obesity: Dietary Factors and Control*. Tokyo: Japan Scientific Societies Press; 1991; 181–190.
43. Edwards CR, Benediktsson R, Lindsay RS, Seckl JR. Dysfunction of placental glucocorticoid barrier: link between fetal environment and adult hypertension? Lancet. 1993;341:355–357.
44. Sibley CP, Coan PM, Ferguson-Smith AC, et al. Placental-specific insulin-like growth factor 2 (Igf2) regulates the diffusional exchange characteristics of the mouse placenta. Proc Natl Acad Sci USA. 2004; 101:8204–8208.
45. Reik W, Constância M, Fowden A, et al. Regulation of supply and demand for maternal nutrients in mammals by imprinted genes. J Physiol. 2003;547: 35–44.
46. Constância M, Kelsey G, Reik W. Resourceful imprinting. Nature. 2004;432:53–57.
47. Grantham-McGregor SM, Powell CA, Walker SP, Himes JH. Nutritional supplementation, psychosocial stimulation, and mental development of stunted children: the Jamaican Study. Lancet. 1991; 338:1–5.
48. Walker SP, Chang SM, Powell CA, Grantham-McGregor SM. Effects of early childhood psychosocial stimulation and nutritional supplementation on cognition and education in growth-stunted Jamaican children: prospective cohort study. Lancet. 2005;366:1804–1807.
49. Mennella JA, Griffin CE, Beauchamp GK. Flavor programming during infancy. Pediatrics. 2004;113; 840–845.
50. Mennella JA, Jagnow CP, Beauchamp GK. Prenatal and postnatal flavor learning by human infants. Pediatrics. 2001;107:E88.
51. Geleijnse JM, Hofman A, Witteman JCM, et al. Long-term effects of neonatal sodium restriction on blood pressure. Hypertension. 1996;29:913–917.
52. Birch EE, Hoffman DR, Castaneda YS, Fawcett SL, Birch DG, Uauy RD. A randomized controlled trial of long-chain polyunsaturated fatty acid supplementation of formula in term infants after weaning at 6 wk of age. Am J Clin Nutr. 2002;75:570–580.
53. Committee on the Medical Aspects of Food Policy (COMA). *Diet and Cardiovascular Disease*. London: Department of Health and Social Security; 1984.
54. Nestle M. *Food Politics: How the Food Industry Influences Nutrition and Health*. Los Angeles: University of California Press; 2002.
55. Chomsky N. *Profit Over People*. New York: Seven Stories Press; 1999.

栄養供給が着床と胎盤発達に及ぼす影響
Nutritional Influences on Implantation and Placental Development

James C. Cross, DVM, PhD, and Lindsay Mickelson, BSc

Abstract

胎盤は妊娠期間中胎児を育むために最重要であり、また母親の代謝機能を整えるホルモンを産生する。胎児発達および長期的アウトカムに対する栄養の影響は十分に記載されているのに、特定の栄養素や一般的栄養状態が、胚盤胞の発達と着床、その後の胎盤にどのように影響するかについては、ラットやヒツジ、モルモットの研究に基づいた報告がいくつかあるだけである。それらのデータによると、胎盤発達は高い順応性を持ち、最善でない栄養に対しては何通りもの補正を講じることができるようである。

Key Words：アミノ酸，発達，グルコース，胎盤，栄養芽細胞

© 2006 International Life Sciences Institute
doi：10.1301/nr.2006.may.S12–S18

所属：Dr. Cross and Ms. Mickelson are with the Genes and Developmental Research Group, University of Calgary, Calgary, Alberta, Canada.

連絡先：Dr. James Cross, Genes and Developmental Research Group, Office Room 2279 Health Sciences Centre, 3330 Hospital Drive NW, Calgary, Alberta Canada T2N 4N1; Phone: 403-220-6876; Fax: 403-270-0737; E-mail: jcross@ucalgary.ca.

◆ 序 論

哺乳動物にとって、胎盤は胚芽および胎児期にはなくてはならないものでありながら、誕生してしまうと、われわれはすぐその存在すら忘れてしまう。胎児発生の合併症について知りたいと思っている臨床医や研究者たちでさえ、多くの場合、胎盤を解析対象に加えていないか、その重量を測定するだけの通り一遍の検討をするくらいである。胎盤は、成長している胎児に栄養を運ぶための単なる選択的な濾過器ではないのだから、この扱いは不当とも言える。それどころか、胎盤はあらゆる哺乳類において、胎児と母体双方の栄養状態を調節するつぎのような、いくつかの鍵となる役割を果たしている：1）栄養とガス交換のための表面を提供し、自身の循環と臍帯とを連結する非常に細かい分枝絨毛構造を形成する[1,2]；2）血管新生因子産生および血管拡張促進により、着床部位および絨毛間腔への血流を促進する[3]；3）胎盤性ラクトーゲンや胎盤性成長ホルモンのような代謝ホルモンを産生する[4,5]。これらのホルモンは、胎児のグルコース利用性を高めるために母体組織におけるインスリン産生を調節し、インスリン抵抗性を高める。また、レプチン[6]やグレリン[7]を産生する；4）適宜、余剰グルコースをグリコーゲンとして蓄積する[8]（図1）。

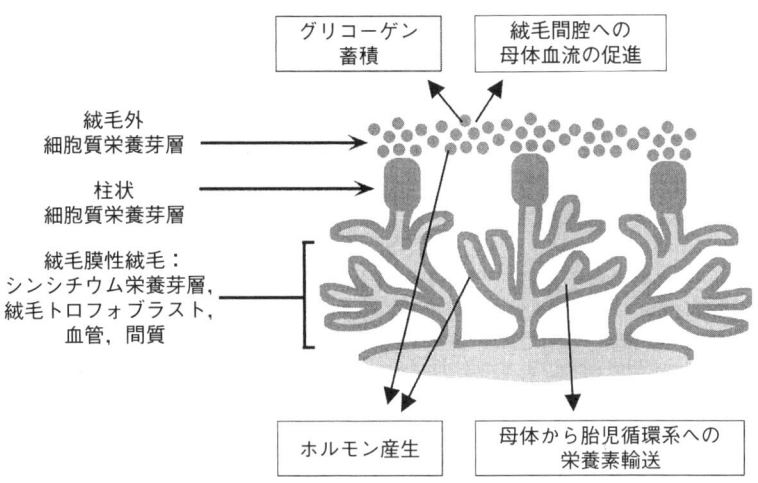

図1．ヒト胎盤の構造および主要機能

　これらの胎盤機能はそれぞれ厳密に調節されており，胎盤の特定の各部位がその機能をになっている。ヒトおよびげっ歯類では，胎盤の絨毛膜絨毛をおおう境界面は，融合した多核トロフォブラスト（シンシチウム栄養芽層）を含む何層かの細胞層から構成されている[2]。栄養輸送体が盛んに発現されており，それによって母体と胎児の循環系間の輸送が促進・制御されている。トロフォブラストの特定のサブタイプが絨毛の域外に侵食し〔これらの細胞は，ヒトでは絨毛外細胞栄養芽層（extravillous trophoblast），げっ歯類では栄養膜巨細胞（trophoblast giant cell）という〕，それは子宮のラセン動脈まで到達する。この細胞が動脈を内張する内皮細胞を置換し，トロフォブラストで内張された血管（血絨毛）への遷移が起こる[3]。侵襲性トロフォブラストとシンシチウム栄養芽層は，それぞれ違った胎盤性ホルモンを産生している。そして，絨毛性および絨毛外性トロフォブラストのいずれでもグリコーゲンが蓄積するが，げっ歯類の胎盤ではグリコーゲン細胞（glycogen trophoblast cell）と称する細胞で最も顕著である[8]。この細胞はまず妊娠期後半，海綿質栄養芽層細胞（spongiotrophoblast）と呼ばれる胎盤中層〔しばしば，接合域（junctional zone）とも呼ばれ，ヒト胎盤ではcytotrophoblast columnに相当〕に現れる。出現後，それは子宮の脱落膜組織の間質に向けて広域に侵食する。

　この総説の目的は，これらの発達事象の調節における栄養の役割を論議することである。直接的な実験による証拠は限られているが，胎児の生存と新生児の健康に直接影響を及ぼす胎盤の発達軌道の修正に，特定の栄養素や栄養状態全般が重要な役割を果たすであろうことは明らかである。

◆ 胎盤発達の分子機構

　胎盤の発達の基本的な細胞・分子機構はマウスで一番よく理解されているが，それは，実験発生学の研究実績があること，トロフォブラスト幹細胞培養が可能であること，そして，多くの場合は胎芽死亡や子宮内胎児発達遅延をよく起こすが子宮発達に欠陥を持つ数種類のマウス変異体の解析がなされていること，などのおかげである。10年前，われわれは胎盤発達に必須である遺伝子についてはそのいくつかを知っているにすぎなかったが[9]，いまではおおよそ100の遺伝子がわかっている。これらの遺伝子は最近の総説においても詳細に紹介されているが[2,8]，胎盤発達を調節する鍵となる分子経路のいくつかを図2にまとめた。

　これまでの研究から，いくつかの重要な議論の主題が浮かび上がってきている。まずふつう胎盤は，その機能を達成するために微妙なバランスをとって，異なる細胞型の比率を適切に保っている。つぎに，胎盤のトロフォブラスト区画の分化は，多彩な独立した分子機構によって調節されている

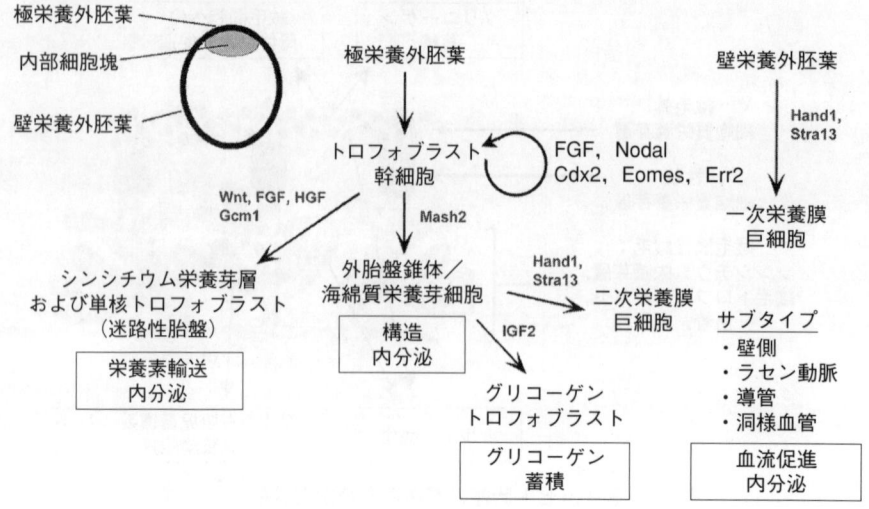

図2．マウス胎盤におけるトロフォブラスト細胞型の発生学的起源と細胞分化の分子機序

（図2）。さらに，ひとつの発達過程における一次的欠損は他の部位の二次的な変化をもたらす。その例は網膜芽腫（Rb）変異体の胎盤において観察されることだが，絨毛を適切に形成できない代わりに，なんとか形成された血管では，その新生を過剰に促進しようとする[10]。これは，発達が周囲の状況に適応することができることを示唆している。実際，トロフォブラストの分化能は酸素濃度によって厳密に調節されている[11-13]。そうであれば，栄養素と栄養状態も同様の効果を持っているであろうという考えは理にかなっている。

◆ グルコース，アミノ酸，および絶食が胚盤胞発達に及ぼす影響

胎盤の原型は着床前胎芽において形成される。永年にわたる哺乳動物胎芽の培養から，胎芽の代謝と至適培地に関する理解が著しく深まり，それらを胚盤胞期に到達させ，レシピエント母体に移植すればうまく着床させられるようになった[14]。胚盤胞の発達とその後の着床能は，糖尿病母体において低くなり[15]，この効果は，胎芽の高 D-グルコース濃度培養で再現できる[16,17]。アミノ酸補給も発達に影響を与える。着床前胎芽の in vitro 培養中に必須アミノ酸を補給すると，着床後の胎児発達が盛んになる[14]。さらに，非必須アミノ酸の補給が胚盤胞形成を促進させ[18] 着床率を増加させる[14,18]，という大きなプラスの効果がマウス胎芽において観察されている。

非必須アミノ酸のプラス効果は，胚盤胞の接着および伸長（blastocyst attachment and outgrowth）と呼ばれる着床の in vitro モデルにおいて観察される。アミノ酸の欠乏状態では，胚盤胞は接着せずに着床遅延に類似した静止状態に入る[19]。アミノ酸を加えることにより，トロフォブラスト細胞は接着特性が変化し，伸長突起を形成する。その効果は mTOR 伝達機構を介しており，したがって，ラパマイシンによって阻害される[19]。おもしろいことに，わずか8時間のクリティカルな時間帯だけ胚盤胞を接着促進的なアミノ酸濃度にさらせば十分である。このような限られた時間帯が存在するということは，胚盤胞によるアミノ酸検知が発達を継続するかどうかを決定するチェックポイントであることを暗示している。胚盤胞が子宮への接着を開始しなければ，母体側の着床の時間窓が閉じ，妊娠は成立しない。

最近，低栄養が胚盤胞発達に影響を及ぼす別の機構の可能性が示唆された。ホルモンのひとつ，グレリンに関する最初の記述は，それが食欲を刺激し，脂質利用性を低下させることによって脂質の蓄積を促すという能力に関することであった[20]。その発現は，絶食およびインスリン惹起低グルコース症によって促進される[20]。グレリン受容体は

着床前胚芽でも発現していて，グレリン処理によって胚盤胞の内部細胞塊と栄養外胚葉細胞数は有意に減少する[21]．この効果は胚盤胞形成期における低タンパク質食の効果[22]に類似している．

◆ 母体栄養状態が絨毛性胎盤の発達に及ぼす影響

着床後の胎盤発達に対する特定の栄養素の効果は評価されていないが，ラット，ヒツジおよびモルモットモデルにおいては摂食制限および摂食過剰の効果が評価されている．奇妙なことに，総論的にはラットとヒツジの反応は同じようにみえるが，モルモットでの効果は異なるようである．ラットにおいて，交配期からのタンパク質制限はおおよそ10%の子宮内胎児発達遅延（IUGR）を誘発するが，胎盤絨毛の発達はむしろ促進を示す[23]．絨毛胎盤〔げっ歯動物では迷路性胎盤層（labyrinth）と呼ばれている〕の体積は変わらないが，絨毛表層域は約15%増す．これは，分枝がさらに細かくなっていることを遠回しに示しているが，その基礎となる分子機構は明らかになっていない．おもしろいことに，基底部の脈管構造は比例的に拡張するわけではない．これは，おそらくトロフォブラスト細胞がタンパク質制限を補おうとして，その発達を変えたことを意味している．その反応が十分でないためか，または血管新生が比例的に増加せず胎盤への取込み効率が十分でないために，IUGRが起こったのかもしれない．

総エネルギー制限については，ラットの胎盤発達および構造に及ぼす効果が明らかにされていない．このこと自体，胎盤の補償能力（または，どんなタイプの補償が起こるか）が特定の栄養損失に依存しているかどうかが全く未解明であるということなので，それは重要な事実である．妊娠前および妊娠中における母体の鉄制限も絨毛表層域を増加させるが，この場合も血管の適合はない[24]．このモデルでは貧血が起こるので，このような組織応答があるということは，トロフォブラストの分枝形態形成と分化が組織の酸素化（tissue oxygenation）によって調整されている可能性を示している．これは，低酸素症誘導因子（HIF）欠損ノックアウトマウスによる先の発見と一致してい

る[11]．その他のIUGRの動物モデルではほとんど，タンパク質制限よりもむしろ摂食制限を用いている．

ヒツジにおいては，総エネルギー摂取調整がモデルとして試験に用いられている．そしておもしろいことに，摂食制限と摂食過剰のいずれもがIUGRを誘発する[25-28]．ヒツジの胎盤には100以上の独立した胎盤葉（cotyledon）が分布しており，栄養状態は，形成した胎盤葉の数と，それらの大きさ，脈管分布のいずれにも影響する．妊娠の第1，第2三半期（トリメスター）における過剰摂取は，トロフォブラストの増殖[25]および血管新生因子[27,28]を減少させ，脈管形成が比較的不十分な，小さめの胎盤葉を誘導する．Wallanceら[26]は短期効果を中心に研究し，最終的な胎盤葉の大きさは，第2，第3トリメスターにおける栄養状態によって大きく影響を受けるのに対して，胎盤葉の数は，第1トリメスターにおける過剰摂取によって最も影響を受けることを示した．このことは，胎盤葉が第1トリメスターにおいて形成されるという事実と符合し，いったん胎盤葉の数が確定すると，それを埋め合わすには，胎盤は残った胎盤葉の大きさを増すことしかできないことを暗示している．

モルモットでは，摂取制限モデルがIUGRモデルとして広く用いられている．このモデルでは，妊娠母体は標準自由摂取の50%から70%しか摂取させず，乳仔の誕生時体重はおおよそ30%減少する．満期までに胎盤の迷路性胎盤層は全体が縮小し[29,30]，絨毛表層域も劇的に減少する[30]．胎盤構造の応答は，前述で議論したラットモデルの反応に比べて明らかに異なっている．これは種による違いか，総食餌量に対するタンパク質量のみの制限による違いなのか，またはモルモットモデルは妊娠期にさらに重要な要求を必要とするためなのか，明らかではない．インスリン様成長因子（IGF）ⅠとⅡの発現，およびIGFとIGF結合タンパク質の比率は，モルモットモデルにおいて減少している[31-34]．さらにIGF値は，迷路性胎盤の絨毛分枝の程度と正の相関があり，トロフォブラストから成る仕切壁の厚さと負の相関があるようである[32,33]．IGF-Ⅱ変異体マウスでは，迷路性胎盤の絨毛分枝の度合いが異常になり，仕切壁の厚さが

増加することから，これらの観察は興味深い[35,36]。

◆ グルココルチコイドが胎盤発達・機能に及ぼす影響

ラットでは，妊娠後半における妊娠母体のグルココルチコイド処置はIUGRをもたらす。このモデルにおいては，いくつかのホルモンおよび栄養素輸送体遺伝子の発現が変わることが報告されている[37-41]。しかしこのモデルは胎盤の重量が劇的に減少することが特徴的で，胎盤の大きさの縮小に伴い，迷路性胎盤と接合域の両方でアポトーシス細胞死が増加するが[41]，その細胞型は特定されていない[42]。遺伝子発現のデータに関しては，これらの変化が，単に細胞組成の変化を反映しているのか，発現の生理的変化を反映しているのか明らかになっていないので，慎重に解釈すべきである。Ainら[41]は，プロラクチン関連ホルモン遺伝子ファミリーに焦点を絞ったマイクロアレイ実験を実施し，発現細胞の相対数と空間配置を決めるための in situ ハイブリダイゼーションによってこの問題に取り組んだ。この研究から明らかになったことは，グルココルチコイド誘導性の胎盤性ラクトーゲンとIGF-Ⅱを含む遺伝子発現の変化のうち，少なくともそのいくつかは生理的な変化であり，細胞型の病的な損失というよりもむしろ，細胞内の発現レベルによるということである。この種の研究は明らかに，レプチン発現と特にグルコース受容体GLUT1およびGLUT3発現に展開することが必要である。それは，これらの遺伝子発現では，増加例も減少例もいずれも報告されているからである[37,38]。しかし，ラットの食餌制限IUGRモデルでは，GLUT発現値は内在性グルココルチコイドのレベルと相関しない。これはおそらく，グルココルチコイドはGLUT発現を直接調整していないであろうということを示唆している[43]。

◆ 母体栄養状態による胎盤性ホルモン産生の調節

胎盤は代謝に重要ないくつものホルモンを産生している。多くの哺乳類の胎盤が，プロラクチン/成長ホルモン・スーパーファミリーに属する胎盤特異的ホルモンを産生することが報告されている。ヒトでは，胎盤性ラクトーゲン[44]および胎盤性成長ホルモン[45,46]のいずれも産生されている。げっ歯類の胎盤では，胎盤性成長ホルモンは産生されないが，進化の間に増幅した25以上の巨大なプロラクチン関連遺伝子群が，主に栄養膜巨細胞で発現している[47]。プロラクチン関連遺伝子の機能は，ほとんど知られていない。4つの胎盤性ラクトーゲンⅠ（PL-Ⅰ）関連タンパク質および1つのPL-Ⅱは，いずれもプロラクチン受容体を介して機能しており[4]，それによってプロラクチンに起因するいくつかの重要な妊娠への母体適応を媒介している可能性がある[48]。これには，乳房発達，母乳産生（lactogenesis），膵小島過形成とそれに伴うインスリン産生の増加，インスリン抵抗性が含まれている。これら複数種のPLの合成と分泌を何が調節しているかについては，ほとんど情報がない。PL-Ⅰ発現はプロゲステロンによって抑制される[49]。PL-Ⅱ発現はIL-6によって減少し[50]，日内変動的に発現していることがわかっている[51]。メラトニンも胎盤において発現するが[51]，PL-Ⅱはメラトニンによって抑制される。

胎盤はレプチン[52]やグレリン[20]も産生するが，それらはそれぞれ食欲を抑制および促進するホルモンであると同時に，ほかの代謝過程をも制御する[6,20,53]。それらは妊娠期において間違いなく代謝制御に寄与しているが，特定の胎盤由来ホルモンの機能がわかるまでの見識には乏しい。レプチンは，Gcm1転写因子の制御のもと，シンシチウム栄養芽細胞で発現している[6,39,54,55]。胎盤ではレプチン受容体も発現しており，このことは自己分泌または負のフィードバック機能を示唆している[39,40]。胎盤におけるグレリン発現はつい最近になって報告されているが，発現部位は同定されていない。おもしろいことに，絶食は妊娠期における循環系のグレリン値を上昇させるが[56]，妊娠ラットの胎盤における発現は絶食によって変化しない[7]。

◆ グリコーゲンの胎盤貯蔵

母体から胎児循環系へグルコースを輸送するばかりでなく，胎盤はグルコースをグリコーゲンの

形にして貯蔵することもできる。ほかの組織において，グリコーゲン貯蔵は病的所見として一般的に知られているが，胎盤での蓄積はすべての妊婦に起こり，高度に制御されていることから，生理的であるかもしれない。マウスでは，グリコーゲン蓄積は妊娠後半に限られ，胎芽期12.5日以降からは海綿質栄養芽層に存在する一部の特定の細胞集団で起こる[57]。それ以降その細胞は，大規模に子宮壁を侵食するようである[57]。グリコーゲン蓄積の程度は，糖尿病妊婦において高くなるが[58,59]，インスリンによって促進される[60]。逆に，グリコーゲン含量はIGF-Ⅱ変異体胎盤において減少する[61]。これは，おそらくインスリン受容体を介して，IGF-Ⅱがパラクラインに胎盤内で作用し，グルコース取込みとグリコーゲン合成を制御することを示唆している。ある研究[60]では，グルカゴンも胎盤におけるグリコーゲン含量を減少させることが報告されている。しかし，別の研究ではそのような効果はない[62]。グリコーゲンを蓄積し動員する胎盤の能力は興味深いものの，胎児および/または母体のエネルギーバランスにどの程度寄与するかは明らかになっていない。

◆ 結　論

胎盤の発達，構造，および機能に及ぼす特定栄養素と一般栄養状態の効果は，多くの研究者によってほとんど省みられていなかった。しかし限られた既存データから，胎盤発達は高度に制御され高度な適応能を持っていることが明らかとなった。特に絨毛の形態形成は，栄養が通過する母体－胎児表層域および仕切壁厚の変化を調整することができる。加えて，絨毛における血管新生の程度も適応可能であり，それはトロフォブラストによる血管新生因子の発現によって組織的に調整されているのかもしれない。基礎構造の発達に加えて，胎盤機能（内分泌，能動的な栄養素輸送，およびグリコーゲン蓄積）もよく適応し，母体環境または胎盤自体の欠陥に応じて変化することができる。

（訳／菅野貴浩）

1. Cross JC, Simmons DG, Watson ED. Chorioallantoic morphogenesis and formation of the placental villous tree. Ann N Y Acad Sci. 2003;995:84–93.
2. Watson ED, Cross JC. Development of structures and transport functions in the mouse placenta. Physiology (Bethesda). 2005;20:180–193.
3. Cross JC, Hemberger M, Lu Y, Nozaki T, Whiteley K, Masutani M, Adamson SL. Trophoblast functions, angiogenesis and remodeling of the maternal vasculature in the placenta. Mol Cell Endocrinol. 2002;187:207–212.
4. Linzer DI, Fisher SJ. The placenta and the prolactin family of hormones: regulation of the physiology of pregnancy. Mol Endocrinol. 1999;13:837–840.
5. Soares MJ, Muller H, Orwig KE, Peters TJ, Dai G. The uteroplacental prolactin family and pregnancy. Biol Reprod. 1998;58:273–284.
6. Moschos S, Chan JL, Mantzoros CS. Leptin and reproduction: a review. Fertil Steril. 2002;77:433–444.
7. Chanoine JP, Wong AC. Ghrelin gene expression is markedly higher in fetal pancreas compared with fetal stomach: effect of maternal fasting. Endocrinology. 2004;145:3813–3820.
8. Simmons DG, Cross JC. Determinants of trophoblast lineage and cell subtype specification in the mouse placenta. Dev Biol. 2005;284:12–24.
9. Cross JC, Werb Z, Fisher SJ. Implantation and the placenta: key pieces of the development puzzle. Science. 1994;266:1508–1518.
10. Wu L, de Bruin A, Saavedra HI, et al. Extra-embryonic function of Rb is essential for embryonic development and viability. Nature. 2003;421:942–947.
11. Adelman DM, Gertsenstein M, Nagy A, Simon MC, Maltepe E. Placental cell fates are regulated in vivo by HIF-mediated hypoxia responses. Genes Dev. 2000;14:3191–3203.
12. Caniggia I, Mostachfi H, Winter J, Gassmann M, Lye SJ, Kuliszewski M, Post M. Hypoxia-inducible factor-1 mediates the biological effects of oxygen on human trophoblast differentiation through TGF-beta(3). J Clin Invest. 2000;105:577–587.
13. Genbacev O, Zhou Y, Ludlow JF, Fisher SJ. Regulation of human placental development by oxygen tension. Science. 1997;277:1669–1672.
14. Lane M, Gardner DK. Increase in postimplantation development of cultured mouse embryos by amino acids and induction of fetal retardation and exencephaly by ammonium ions. J Reprod Fertil. 1994;102:305–312.
15. Lea RG, McCracken JE, McIntyre SS, Smith W, Baird JD. Disturbed development of the preimplantation embryo in the insulin-dependent diabetic BB/E rat. Diabetes. 1996;45:1463–1470.
16. Leunda-Casi A, De Hertogh R, Pampfer S. Decreased expression of fibroblast growth factor-4 and associated dysregulation of trophoblast differentiation in mouse blastocysts exposed to high D-glucose in vitro. Diabetologia. 2001;44:1318–1325.
17. Leunda-Casi A, Genicot G, Donnay I, Pampfer S, De Hertogh R. Increased cell death in mouse blastocysts exposed to high D-glucose in vitro: implications of an oxidative stress and alterations in glucose metabolism. Diabetologia. 2002;45:571–579.
18. Gardner DK, Lane M. Amino acids and ammonium regulate mouse embryo development in culture. Biol Reprod. 1993;48:377–385.

19. Martin PM, Sutherland AE. Exogenous amino acids regulate trophectoderm differentiation in the mouse blastocyst through an mTOR-dependent pathway. Dev Biol. 2001;240:182–193.
20. Tschop M, Smiley DL, Heiman ML. Ghrelin induces adiposity in rodents. Nature. 2000;407:908–913.
21. Kawamura K, Sato N, Fukuda J, et al. Ghrelin inhibits the development of mouse preimplantation embryos in vitro. Endocrinology. 2003;144:2623–2633.
22. Kwong WY, Wild AE, Roberts P, Willis AC, Fleming TP. Maternal undernutrition during the preimplantation period of rat development causes blastocyst abnormalities and programming of postnatal hypertension. Development. 2000;127:4195–4202.
23. Doherty CB, Lewis RM, Sharkey A, Burton GJ. Placental composition and surface area but not vascularization are altered by maternal protein restriction in the rat. Placenta. 2003;24:34–38.
24. Lewis RM, Doherty CB, James LA, Burton GJ, Hales CN. Effects of maternal iron restriction on placental vascularization in the rat. Placenta. 2001;22:534–539.
25. Wallace JM, Aitken RP, Milne JS, Hay WW Jr. Nutritionally mediated placental growth restriction in the growing adolescent: consequences for the fetus. Biol Reprod. 2004;71:1055–1062.
26. Wallace JM, Bourke DA, Aitken RP, Cruickshank MA. Switching maternal dietary intake at the end of the first trimester has profound effects on placental development and fetal growth in adolescent ewes carrying singleton fetuses. Biol Reprod. 1999;61:101–110.
27. Reynolds LP, Borowicz PP, Vonnahme KA, et al. Placental angiogenesis in sheep models of compromised pregnancy. J Physiol. 2005;565:43–58
28. Redmer DA, Wallace JM, Reynolds LP. Effect of nutrient intake during pregnancy on fetal and placental growth and vascular development. Domest Anim Endocrinol. 2004;27:199–217.
29. Dwyer CM, Madgwick AJ, Crook AR, Stickland NC. The effect of maternal undernutrition on the growth and development of the guinea pig placenta. J Dev Physiol. 1992;18:295–302.
30. Roberts CT, Sohlstrom A, Kind KL, et al. Maternal food restriction reduces the exchange surface area and increases the barrier thickness of the placenta in the guinea-pig. Placenta. 2001;22:177–185.
31. Sohlstrom A, Katsman A, Kind KL, et al. Food restriction alters pregnancy-associated changes in IGF and IGFBP in the guinea pig. Am J Physiol. 1998;274:E410–E416.
32. Roberts CT, Sohlstrom A, Kind KL, et al. Altered placental structure induced by maternal food restriction in guinea pigs: a role for circulating IGF-II and IGFBP-2 in the mother? Placenta. 2001;22(suppl A):S77–S82.
33. Roberts CT, Kind KL, Earl RA, et al. Circulating insulin-like growth factor (IGF)-I and IGF binding proteins -1 and -3 and placental development in the guinea-pig. Placenta. 2002;23:763–770.
34. Olausson H, Sohlstrom A. Effects of food restriction and pregnancy on the expression of insulin-like growth factors-I and -II in tissues from guinea pigs. J Endocrinol. 2003;179:437–445.
35. Sibley CP, Coan PM, Ferguson-Smith AC, et al. Placental-specific insulin-like growth factor 2 (Igf2) regulates the diffusional exchange characteristics of the mouse placenta. Proc Natl Acad Sci U S A. 2004;101:8204–8208.
36. Constancia M, Hemberger M, Hughes J, et al. Placental-specific IGF-II is a major modulator of placental and fetal growth. Nature. 2002;417:945–948.
37. Hahn T, Barth S, Graf R, et al. Placental glucose transporter expression is regulated by glucocorticoids. J Clin Endocrinol Metab. 1999;84:1445–1452.
38. Langdown ML, Sugden MC. Enhanced placental GLUT1 and GLUT3 expression in dexamethasone-induced fetal growth retardation. Mol Cell Endocrinol. 2001;185:109–117.
39. Sugden MC, Langdown ML, Munns MJ, Holness MJ. Maternal glucocorticoid treatment modulates placental leptin and leptin receptor expression and materno-fetal leptin physiology during late pregnancy, and elicits hypertension associated with hyperleptinaemia in the early-growth-retarded adult offspring. Eur J Endocrinol. 2001;145:529–539.
40. Smith JT, Waddell BJ. Leptin receptor expression in the rat placenta: changes in ob-ra, ob-rb, and ob-re with gestational age and suppression by glucocorticoids. Biol Reprod. 2002;67:1204–1210.
41. Ain R, Canham LN, Soares MJ. Dexamethasone-induced intrauterine growth restriction impacts the placental prolactin family, insulin-like growth factor-II and the Akt signaling pathway. J Endocrinol. 2005;185:253–263.
42. Waddell BJ, Hisheh S, Dharmarajan AM, Burton PJ. Apoptosis in rat placenta is zone-dependent and stimulated by glucocorticoids. Biol Reprod. 2000;63:1913–1917.
43. Lesage J, Hahn D, Leonhardt M, Blondeau B, Breant B, Dupouy JP. Maternal undernutrition during late gestation-induced intrauterine growth restriction in the rat is associated with impaired placental GLUT3 expression, but does not correlate with endogenous corticosterone levels. J Endocrinol. 2002;174:37–43.
44. Beckers JF, Zarrouk A, Batalha ES, Garbayo JM, Mester L, Szenci O. Endocrinology of pregnancy: chorionic somatomammotropins and pregnancy-associated glycoproteins: review. Acta Vet Hung. 1998;46:175–189.
45. Su Y, Liebhaber SA, Cooke NE. The human growth hormone gene cluster locus control region supports position-independent pituitary- and placenta-specific expression in the transgenic mouse. J Biol Chem. 2000;275:7902–7909.
46. Urbanek M, Russell JE, Cooke NE, Liebhaber SA. Functional characterization of the alternatively spliced, placental human growth hormone receptor. J Biol Chem. 1993;268:19025–19032.
47. Wiemers DO, Shao LJ, Ain R, Dai G, Soares MJ. The mouse prolactin gene family locus. Endocrinology. 2003;144:313–325.
48. Goffin V, Binart N, Touraine P, Kelly PA. Prolactin: the new biology of an old hormone. Annu Rev Physiol. 2002;64:47–67.
49. Yamaguchi M, Endo H, Thordarson G, Ogren L, Talamantes F. Modulation of mouse placental lactogen-I secretion in vitro: effects of progesterone and mouse placental lactogen-II. Endocrinology. 1992;130:2897–2905.
50. Yamaguchi M, Ogren L, Southard JN, Kurachi H, Miyake A, Talamantes F. Interleukin 6 inhibits mouse placental lactogen II but not mouse placental lactogen I secretion in vitro. Proc Natl Acad Sci U S A. 1993;90:11905–11909.
51. Lee CK, Moon DH, Shin CS, et al. Circadian expression of Mel1a and PL-II genes in placenta: effects of melatonin on the PL-II gene expression in the rat placenta. Mol Cell Endocrinol. 2003;200:57–66.
52. Pelleymounter MA, Cullen MJ, Baker MB, et al. Effects of the obese gene product on body weight

53. Prentice AM, Moore SE, Collinson AC, O'Connell MA. Leptin and undernutrition. Nutr Rev. 2002;60:S56–S87.
54. Yamada K, Ogawa H, Honda S, Harada N, Okazaki T. A GCM motif protein is involved in placenta-specific expression of human aromatase gene. J Biol Chem. 1999;274:32279–32286.
55. Lea RG, Howe D, Hannah LT, Bonneau O, Hunter L, Hoggard N. Placental leptin in normal, diabetic and fetal growth-retarded pregnancies. Mol Hum Reprod. 2000;6:763–769.
56. Gualillo O, Caminos JE, Nogueiras R, et al. Effect of food restriction on ghrelin in normal-cycling female rats and in pregnancy. Obes Res. 2002;10:682–687.
57. Adamson SL, Lu Y, Whiteley KJ, et al. Interactions between trophoblast cells and the maternal and fetal circulation in the mouse placenta. Dev Biol.

regulation in ob/ob mice. Science. 1995;269:540–543.

2002;250:358–373.
58. Padmanabhan R, Shafiullah M. Intrauterine growth retardation in experimental diabetes: possible role of the placenta. Arch Physiol Biochem. 2001;109:260–271.
59. Barash V, Gutman A, Shafrir E. Fetal diabetes in rats and its effect on placental glycogen. Diabetologia. 1985;28:244–249.
60. Goltzsch W, Bittner R, Bohme HJ, Hofmann E. Effect of prenatal insulin and glucagon injection on the glycogen content of rat placenta and fetal liver. Biomed Biochim Acta. 1987;46:619–622.
61. Lopez MF, Dikkes P, Zurakowski D, Villa-Komaroff L. Insulin-like growth factor II affects the appearance and glycogen content of glycogen cells in the murine placenta. Endocrinology. 1996;137:2100–2108.
62. Barash V, Shafrir E. Mobilization of placental glycogen in diabetic rats. Placenta. 1990;11:515–521.

栄養と妊娠のアウトカム

Nutritional and Pregnancy Outcome

Tore Henriksen, MD, PhD

Abstract

妊娠中の栄養は何千年もの間，重要なものと認識されてきたが，最近の妊婦の栄養習慣は，われわれが最適と考えるように至ったこととしばしば異なっている。多くの社会で若い女性の食習慣が悪くなりつつある現在，ますます多くの女性が太りすぎのままで妊娠期を迎えている。ノルウェーでは，この過体重の増加はこの15年間で約5倍の妊娠糖尿病の増加を伴い，同時に巨大児の患者数が前例ないほど増加した。これは胎児奇形や分娩中の母児の障害のリスクを増し，そして，母親と青年期の子供に肥満と2型糖尿病の両方のリスクの増大を伴っている。したがって，過体重の少女が至るところにいるという状況は，継世代的な影響のある公衆衛生上の課題である。

Key Words：栄養，過体重，妊娠

© 2006 International Life Sciences Institute
doi：10. 1301/nr. 2006. may. S19–S23

所属：Dr. Henriksen is Professor of Obstetrics and Gynecology and Head, Division of Obstetrics, with the Department of Obstetrics and Gynecology, Rikshospitalet Medical Center, University of Oslo, Norway

連絡先：Dr. Tore Henriksen, Department of Obstetrics and Gynecology, Rikshospitalet Medical Center, University of Oslo, 0027 Oslo, Norway; Phone: 47-23070000; FAX: 47-23072940; E-mail: tore.henriksen@rikshospitalet.no.

◆ 序 論

"栄養と妊娠のアウトカム"は範囲の広いテーマで，先進国ばかりでなく資源にめぐまれない国々も含めた世界的な栄養のあらゆる側面が対象になる。世界中の多くの地域に母児の低栄養が持続的に存在しているということはいまだに大きな課題で，健康と病気の胎児期起源仮説を受け入れるなら，低栄養が健康にもたらす結果は伝統的に信じられてきたより，もっと大きいかもしれない[1-3]。一方，先進国集団にとっては，食習慣と生活様式の急速な変化がより深刻な心配事で，これは特に若い女性の過体重の増加に反映されている[4]。

生殖年齢の女性で，食習慣と栄養状態が極端なグループに分類される人の割合が世界中で増加傾向にあると思われる。妊娠期間中の極端な栄養状態が一連の弊害を伴う可能性を示す証拠がそろっているが，それは胎児の発育と成長の障害から，妊娠と分娩の合併症，さらに母親と子供の両方の生涯の不健康に及ぶ諸問題である[1-23]。

この短い論評は，資源の豊かな集団における妊婦たちの食習慣と栄養状態の急激な変化（特に過体重）がもたらす結末に限ったものである。しかしながら，母体の過体重とその根底にある栄養の変化は，すでに欧米に限ったことではなく，世界

中の至るところで増加している[23]。

◆ 疫学的・臨床学的背景

世界中至るところの妊娠可能年齢の女性たちの間で過体重や肥満の割合が増え続けている[23,24]。"健康的な"イメージの北欧諸国でも，25〜30歳の女性たちの肥満の割合は15〜20年の間に2〜3倍増加している[25,26]。この変化は，若い女性世代の体重分布の変化を反映したものである[26]。体組成の変化も，該当の集団で生理的・代謝的変化が起こっていることを暗に示している。したがって，妊娠可能年齢の女性たちは，"メタボリックシンドローム様"代謝が亢進した，より"糖尿病"的な人になりつつあるのである[27]。それにはいくつかの原因がある。大きな原因は，エネルギーの摂取と消費の不均衡である[23]。この10年間に若い女性のエネルギー消費量に変化があったという確かなデータは不足しているが，情況証拠の多くは日々のエネルギー消費量が減少していることを示唆している[28]。北欧諸国では，この10年間に毎日のエネルギー摂取量が顕著に多くなったとは思えないので，肥満が増加した原因は，若い女性の身体活動のレベルが低下したためにちがいない（Lars Johanson，私見）。

世界の各地で砂糖の摂取量が増加している[28]。ノルウェーでは，砂糖入り炭酸飲料の摂取量が1950年の9L/人/年（全人口比率）から，20世紀末から21世紀初頭にかけて100L近くまで増加した（Norway Brewery and Softdrinks Union，オスロ，ノルウェー）。オスロで実施された3,000人の妊婦を対象にした研究で，特に若い年齢のグループで砂糖入り炭酸飲料が砂糖のおもな摂取源となっていた（Clausen T, ϕyen N, Henriksen T，未発表データ）。そして妊娠期間中，38％の人が摂取エネルギーの10％以上を砂糖から摂っていた。25歳以下の妊婦の60％ほどがこのレベル以上の砂糖を摂取していた。妊婦の5％で，砂糖が摂取エネルギーの20％以上を占めていた。砂糖入り炭酸飲料の摂取量と，摂取エネルギーのうちで砂糖が占める割合の間には密接な関係があった。このオスロ研究でわかったもうひとつの事実は，砂糖の摂取量と妊娠期間中の血清中性脂肪レベルとの正の相関関係であり，これは，メタボリックシンドロームに向かう代謝的な変化を示唆しているのかもしれない。砂糖入り炭酸飲料の摂取は女性の体重変化と2型糖尿病の罹患リスクの両方に関係している[30]。

このような体重増加と食習慣の背景を考えると，この20年間に妊娠糖尿病の発症率が顕著に増加したことは驚くべきことではない。ノルウェーでは，Medical Birth Registryに報告された妊娠糖尿病の症例が1988年から2002年の間に5倍増加している（Norwegian Birth Registryのデータ）。ほかの国からも似たような数字が報告されている[31]。体重の分布に関して言えば，妊婦集団が全体として2型糖尿病の代謝的特性の方向にシフトしたと推測するのが妥当である。とすれば，糖尿病予備軍の妊婦数が増えていることを意味しており[32]，糖尿病予備軍（糖不耐）ということは，その妊娠のアウトカムとして有害事象をもたらすリスクの増加が伴うということである[33,34]。

在胎週数のわりに大きい児（LGA, large-for-gestational-age）の発症率の増加が現代の産科では際立っている。1990年にノルウェーで生まれた子供の17％の出生体重が4,000g以上であった（Norwegian Birth Registryのデータ）。これは，当時，報告された巨大児発生率としては最高レベルであった。2000年には，この割合は22％になっていた。出生体重が4,500g以上の新生児の割合は，1990年で3.3％，2000年で4.7％であった。デンマークとスウェーデン，そして世界のその他の地域のデータもまた同じような傾向を示している[35-37]。妊娠糖尿病の母親から生まれた新生児には体組成の変化がみられ，脂肪含量が高く，出生時の代謝の変化を示唆している[38]。

これら先進国では，妊婦の体重，そしておそらく代謝的特徴が，一世代の間に顕著に変化している。それと時期を同じくして，LGAのカテゴリーに分類される新生児が増加した。急速な体重の増加，妊娠出産年齢の女性たちのメタボリックシンドローム様フェノタイプへの傾倒，そしてLGA新生児率の増加が集団レベルで起こったことは，前例がない。

◆ 結末

食習慣や生活様式の"欧米型"化と体重の変化がもたらす2種類の結末が明らかになってきている。短期間の変化としては、妊娠、出産や新生児の合併症の高発症率があげられ、長期間の変化としては、母親と子供の将来の健康への影響があげられる。

短期的影響

妊娠合併症：過体重や肥満は妊娠中の深刻な合併症を伴う。すなわち、胎内胎児死亡、子癇前症、妊娠糖尿病や血栓症である[13,14,16-22,39-43]。一般的には、最近報告されているように[44]、欧米化した集団におけるカロリー、糖質、タンパク質や脂肪の総摂取量の変動は、出生体重、早産あるいは胎児発育遅滞（small-for-gestational-age）といった主要な妊娠のアウトカムには影響を及ぼさないであろうとしている。しかしながら、この研究では母親の体重、糖質、脂肪の種類による調整が配慮されていない。

早産と母親の体重とは逆比例の関係にある[45]。特定の食餌要因が早産のリスクに影響を及ぼすかもしれない。なぜなら、無作為抽出試験では、魚油の摂取とコレステロール低下性の食事は、共に早産のリスクを減少させているようである[46,47]。

ショ糖の高摂取は、体重やエネルギー摂取量とは無関係に子癇前症の危険性を数倍増加させるが、これは特に早発性の子癇前症（普通、最も重症なタイプ）にみられる[48]。さらに、無作為抽出試験で、抗酸化剤の大量摂取で子癇前症の発症率が減少した[49]。このように、（過体重を引き起こす）過剰なエネルギー摂取はさておき、特定の栄養素が妊娠のアウトカムに効果があるかもしれない。しかし、疫学調査では主要栄養素の影響については否定的である。

過体重と妊娠中の大幅な体重増加は、共にLGA新生児の有力な決定因子であり、ここ10～20年間の巨大児発症の増加の重要な一因である[50-53]。妊娠糖尿病や高インスリン血症の女性と、正常域で高めの耐糖能検査値の女性でも、巨大新生児出産のリスクが高くなる[54]。妊娠糖尿病と低い耐糖能は、母親の体重や体重指数（BMI）とは独立した巨大児出生の予見因子のようである[7]。

分娩合併症：母親の過体重と糖尿病（妊娠糖尿病と2型糖尿病）はいくつもの分娩合併症を伴うことが繰り返し示されてきた。これらには、長いお産、胎児仮死、肩甲難産、児や母親の損傷、機器使用の腟分娩や帝王切開の増加、分娩後出血が含まれる[13,14,16,19-22,55-59]。これらの合併症の一部は母親の過体重そのもの、一部は過体重妊婦や糖尿病患者におけるLGA胎児の高発症が、その原因になっているのであろう。具体的には、ノルウェーにおけるここ20年余りの間のLGA児率の増加は、結果的に1年間に実施される帝王切開数を1,500件増やしたという計算があり、これは実施された帝王切開の20％に当たる（Henriksen T, 非公開データ）。言いかえれば、もし胎児の体重変化がなければ、帝王切開の1/5が防げるということになる。米国でも同じような数字が報告されている[60]。

新生児合併症：母親の過体重とLGA児は仮死、腕神経叢障害、低血糖症、高ビリルビン血症や新生児集中治療の必要性など、種々の新生児合併症に関連している[14-22]。

長期的影響

妊娠糖尿病患者（インスリン治療と食事療法を処方しているどちらも）では、その後、糖尿病やメタボリックシンドロームになる危険性が高いことが示されている[61-63]。さらに、妊娠中の高い体重増加量は産後の過体重のリスクを増加させる[64]。胎児巨大症は会陰組織と肛門括約筋裂傷の独立的な決定要因である[65]。そのうちの25％以上に肛門の機能障害の後遺症が残る[65]。

妊娠週齢のわりに小さい児は、生後糖尿病や循環器疾患になるリスクが高いことが立証されている[1-3]。特にLGA新生児の発症率が増加しているために、近年はLGA出生が長期的健康に与える影響にも関心が集まっている。肥満や糖尿病の女性から生まれた子供に奇形が増加している。

大きな児の出産時に起こる腕神経叢障害のような出産障害は長期間の神経障害を引き起こすことがよく知られている。ごく最近明かになってきて

いる，大きく生まれたことによるその他の長期的な影響には，過体重，糖尿病や癌などがある[6,9,27,67-69]。個々人が子宮内で糖尿病の環境に曝されると，遺伝的素因とは無関係に糖尿病発症の危険が増加することを示した同腹の兄弟についての研究は特に興味深い[68,69]。また，妊娠糖尿病，糖不耐症と高め・正常の耐糖能検査値の間には，その程度において相関が知られているので，集団としてさらに糖尿病の方向にシフトしているということは，"糖尿病"の環境に曝された胎児の割合が増えてきていることを意味している。Catalanoが指摘しているように[27]，妊婦の妊娠糖尿病や肥満の罹患率の増加は，糖尿病発症率に関する世代間の悪循環を引き起こすかもしれない。すなわち，過体重で糖尿病の母親から生まれた少女は過体重で糖尿病になるリスクが高く，このリスクは少女の娘にも引き継がれるという状況が繰り返される。この見地は，糖尿病で過体重の母親に生まれた高出生体重児はメタボリックシンドローム発症のリスクが高いということを示した最近の報告によって支持されている[70]。

◆ 結　論

先進国では，若い女性の過体重，糖尿病やメタボリックシンドロームは，妊娠中，出産時や新生児の深刻な合併症の発症数と連動している。さらに，母親とその子供が生涯不健康になるリスクが高まる。生殖年齢の女性の体重や栄養・代謝状態の急激な変化は，予防医療，臨床栄養，産科や周産期医療の課題としてさらに深刻になってきている。

（訳／星　清子）

1. Barker DJP. In utero programming of chronic disease. Clin Sci. 1998;95:115–128.
2. Godfrey KM, Barker DJP. Fetal nutrition and adult disease. Am J Nutr. 2000;71(suppl):1344S–1352S.
3. Yajnik CS, Fall CHD, Coyaji KJ,et al. Neonatal anthropometry: The thin-fat Indian baby. The Pune maternal nutrition study. Int J Obes. 2003;27:173–180.
4. Catalano PM, Kirwan JP, Haugel-de-Mouzon S, King J. Gestational diabetes and insulin resistance: Role in short and long term implications for mother and fetus. J Nutr. 2003;133:1674S–1683S.
5. Forsen T, Eriksson JG, Tuomiletho J, Reunanen A, Osmond C, Barker DJ. Fetal and childhood growth of persons who develop type 2 diabetes. Ann Intern Med. 2000;133:176–182.
6. Rogers I; EURO-BLCS Study Group. The influence of birth weight and intrauterine environment on adiposity and fat distribution in later life. Int J Obes. 2003;27:755–777.
7. Ehrenberg HM, Mercer BM, Catalano PM. The influence of obesity and diabetes on the prevalence of macrosomia. Am J Obstet Gynecol. 2004; 191:964–968.
8. Catalano PM, Drago NM, Amini SB Factors affecting fetal growth and body composition. Am J Obstet Gynecol. 1995;172:1459–1463.
9. Ahlgren M, Melbye M, Wohlfahrt J, Sorensen Tl. Growth and the risk of breast cancer in Women. N Engl J Med. 2004;351:1619–1681.
10. Shaw GM, Todoroff K, Finnell RH, Lammer EJ. Spina bifida phenotypes in infants or fetuses of obese mother. Teratology. 2000;61:376–381.
11. Anderson JL, Waller DK, Canfield MA, Shaw GM, Watkins ML, Werler MM. Maternal obesity , gestational diabetes and central nervous system birth defects. Epidemiology. 2005;16:87–92.
12. Martinez-Frias ML, Frias JP, Bermejo E, Rodriguez-Pinilla E, Prieto L, Frias JL. Pregestational maternal body mass index predicts an increase of congenital malformations in infants of mothers with gestational diabetes Diabetes Med. 2005;22:775–781.
13. Riis-Andreasen K, Andersen NL, Schantz AL. Obesity and pregnancy. Acta Obstet Gyencol Scand. 2004;83:22–29.
14. Galtier-Dereure F, Boegner C, Bringer J. Obesity and pregnancy: complications and cost. Am J Nutr. 2000;71(suppl):1242S–1248S.
15. Spellacy WN , Miller S, Winegar A, Peterson PQ. Macrosomia-maternal characteristics and infant complications. Obstet Gynecol. 1985;66:158–161.
16. Mocanu EV, Greene RA, Byrne BM. Obstetric and neonatal outcome of babies weighing more than 4.5 kg: analysis of parity. Eur J Obstet Gynecol. 2000; 92:229–233.
17. Ferber A. Maternal complications of fetal macrosomia. Clin Obstet Gyencol. 2000;43:335–339.
18. O'Brien TE, Ray JG, Chan WS. Maternal body mass index and the risk of preeclampsia: a systematic review. Epidemiology. 2003;14:368–374.
19. Sebire NJ, Jolly M, Harris JP, et al. Maternal obesity and pregnancy outcome: a study of 287,213 pregnancies in London. Int J Obes. 2001;25:1175–1182.
20. Jensen D, Damm P, Sørensen B, et al. Pregnancy outcome and prepregnancy body mass index in 2459 glucose-tolerant Danish women. Am J Obstet Gynecol. 2003;189:239–244.
21. Åberg A, Rydhstroem H, Frid A. Impaired glucose intolerance associated with adverse pregnancy outcome: a population based study in southern Sweden. Am J Obstet Gynecol. 2001;184:77–83.
22. Kabiru W, Raynor DB. Obstetric outcome associated with increase in BMI category during pregnancy. Am J Obstet Gynecol. 2004;191:928–932.
23. World Health Organization. Obesity: Preventing and Managing the Global Epidemic. Geneva: WHO; 1998.
24. LaCoursiere DY, Bloebaum L, Duncan JD, Varner MW. Population-based trends and correlates of maternal overweight and obesity, Utah 1991-2001. Am J Obstet Gynecol. 2005;192:832–839.
25. Meyer HE, Tverdal A. Development of body weight

in the Norwegian population. Prostaglandins Leukot Essent Fatty Acids. 2005;73:3–7.
26. Heitman BL. Ten years trend in overweight and obesity among Danish men and women age 30-60 years. Int J Obes Relat Metabol Disord. 2000;24: 1347–1352.
27. Catalano PM. Editorial: Obesity and pregnancy – The propagation of a vicious cycle? J Clin Endocrinol Metabol. 2003;88:3505–3506.
28. Brownson RC, Boehmer TK, Luke DA. Declining rates of physical activity in the United States: What are the contributors? Ann Rev Public Health. 2005; 26:421–443
29. Mann J. Free sugars and the human health: sufficient evidence for action? Lancet. 2004;363:1068–1070.
30. Schulze MB, Manson J-A, Ludwig DS, et al. Sugar-sweetened beverages, weight gain and incidence of type 2 diabetes in young and middle-aged women. JAMA. 2004,292:927-934.
31. Dabelea D, Snell-Bergeon KJ, Hartsfield CL, Biscoff KJ, Hamman RJ, McDuffie RS. Increasing prevalence of gestational diabetes (GDM) over time and birth cohort. Diabetes Care. 2005;28:579-584.
32. Aparicio NJ, Joao MA, Cortelezzi M, Guz M, Sturgeon C, Galimberti DM, Fernandez CA. Pregnant women with impaired tolerance to an oral glucose load in the afternoon: Evidence suggesting that they behave metabolically as patients with gestational diabetes. Am J Obstet Gynecol. 1998;178:1059-1066.
33. Jensen D, Damm P, Sørensen B, et al. Clinical impact of mild carbohydrate intolerance: A study of 2904 nondiabetic Danish women with risk factors for gestational diabetes mellitus Am J Obstet Gynecol. 2001;185:413-419.
34. Sermer M, Naylor CD, Gare DJ, et al. Impact of increasing carbohydrate intolerance on maternal-fetal outcomes in 3637 women without gestational diabetes The Toronto Tri-Hospital gestational diabetes project. Am J Obstet Gynecol. 1995;173:146-156.
35. Meeuwisse G Olausson PO Increased birth weight in the Nordic countries. A growing proportions of neonates weigh more than four kilos. Lakartidningen. 1998;95:5488-5492.
36. Ørskau J, Kesmodel U, Brink-Henriksen T, Secher NJ. An increasing proportion of infants weigh more than 4000 grams at birth. Acta Obstet Gynecol Scand. 2001;80:931-936.
37. Kramer MS, Morin I, Yang H, et al. Why are babies getting bigger? Temporal trends in fetal growth and its determinants. J Pediatr. 2002;141:538-542.
38. Catalano PM, Thomas A, Houston-Presley L, Amini SB. Increased fetal adiposity: A very sensitive marker of abnormal in utero development. Am J Obstet Gynecol. 2003;189:1698-1704.
39. Stephansson O, Dickman PW, Johansson A, Cnattingius S. Maternal weight, prepregancy weight gain and the risk of antepartum stillbirth Am J Obstet Gynecol. 2001;184:463-469.
40. Huang DY, Usher RH, Kramer MS, Yang H, Morin L, Fretts RC. Determinants of unexplained antepartum fetal death. Obstet Gynecol. 2000;95:215-221.
41. Solomon CG, Willett WC, Carey VJ, et al. A prospective study of pregravid determinants of gestational diabetes mellitus. JAMA. 1997;278:1078-1083.
42. Kristensen J, Vestergaard M, Wisborg K, Kesmodel U, Secher NJ. Pre-pregnancy weight and the risk of stillbirth and neonatal death. Br J Obstet Gynaecol. 2005;112:403-408.

43. Lindqvist PG, Kublikas M, Dahlback B. Individual risk of thrombosis in pregnancy Acta Obstet Gynecol Scand. 2002;81:412-416.
44. Cohen GR, Curet LB, Levien RJ, et al. Ethnicity, nutrition, and birth outcomes in nulliparous women. Am J Obstet Gynecol. 2001;185:660-667.
45. Hendler I, Goldenberg RL, Mercer BM, et al. The preterm Prediction Study: Association between maternal body mass index and spontaneous and indicated preterm birth. Am J Obstet Gynecol. 2005; 192:882-886.
46. Olsen SF, Secher NJ. Low consumption of seafood in early pregnancy as a risk factor for preterm delivery: a prospective cohort study. BMJ. 2002;324: 447-450.
47. Khoury J, Henriksen T, Christophersen B, Tonstad S. Effect of a cholesterol-loweing diet on maternal, cord, and neonatal lipids, and pregnancy outcome. A randomized clinical trial. Am J Obstet Gynecol. 2005;193:1292-1301.
48. Clausen T, Slott M, Solvoll K, et al. High intake of energy, sucrose, and polyunsaturated fatty acids is associated with increased risk of preeclampsia. Am J Obstet Gynecol. 2001;185:451-458.
49. Chappell LC, Seed PT, Briley AL, et al. Effect of antioxidants on the occurrence of preeclampsia in women at increased risk: a randomised trial. Lancet. 1999;354:810-816.
50. Ehrenberg HM, Mercer BM, Catalano PM. The influence of obesity and diabetes on the prevalence of macrosomia. Am J Obstet Gynecol. 2004;191:964-968.
51. Stotland N, Hopkins LM, Caughe AB. Gestational weight gain, macrosomia and risk of cesarean birth in nondiabetic nulliparas. Obstet Gynecol. 2004; 104:671-677.
52. Surkan PJ, Hsieh CC, Johansson AL, Dickman PW, Cnattingius S. Reasons for increasing trends in large for gestational age births. Obstet Gynecol. 2004;104:720-726.
53. Okun N, Verma A, Mitchell BF, Flowerdew G. Relative importance of maternal constitutional factors and glucose intolerance of pregnancy in the development of newborn macrosomia. J Mat Fetal Med. 1997;6:285-290.
54. Catalano PM, Drago NM, Amini SB. Maternal carbohydrate metabolism an its relationship to fetal growth and body composition. Am J Obstet Gynecol. 1995;172:1464-1470.
55. Clausen TD, Mathiesen E, Ekbom P, Hellmuth E, Mandrup-Poulsen T, Damm P. Poor pregnancy outcome in women with type 2 diabetes. Diabetes Care. 2005;28:323-328.
56. Dunne F, Brydon P, Smith K, Gee H. Pregnancy in women with type 2 diabetes: 12 years outcome data 1990-2002. Diabet Med. 2003;20:734-738.
57. Vahratian A, Zhang J, Toendle JF, Savitz D, Siega-Riz AM. Maternal prepregnancy overweight and obesity and the pattern of labour progression in term nulliparous women Obstet Gynecol. 2004;104: 943-951.
58. Langer O, Yogev Y, Mot O Xenakis EMJ. Gestational diabetes: the consequence of not treating. Obstet Gynecol. 2005;192:989-997.
59. Takoudes TC, WeitzenS, Slocum J, Malee M. Risk of cesarean wound complications in diabetic gestation. Am J Obstet Gynecol. 2004;191:958-963.
60. Ehrenberg HM, Durnwald CP, Catalano PM, Mercer BM. The influence of obesity and diabetes on the risk of cesarean delivery. Am J Obstet Gynecol. 2004;191:969-974.
61. O'Sullivan JB. Diabetes mellitus after GDM. Diabe-

tes. 1991;40(suppl)2:131-135.
62. Lauenborg J, Hansen T, Møller Jensen D, et al. Increasing incidence of diabetes after gestational dieabetes. Diabetes Care. 2004;27:1199-2004.
63. Lauenborg J, Mathiesen E, Hansen T, et al. The prevalence of metabolic syndrome in a Danish population of women with previous GDM is 3-fold higher than the general population. J Clin Endocrinol Metab. 2005;90:4004-4010.
64. Linne Y, Barkeling B, Røssner S. Long term weight development in women: a 15 year follow-up of effects of pregnancy. Obes Res. 2004;12:1166-1178.
65. Jander C, Lyrenås S. Third and fourth degree perineal tears. Predictor factors in a referral hospital. Acta Obstet Gynecol Scan. 2001;80:2229-2234.
66. Zetterstrøm JP, Lopez A, Anzen B, Dolk A, Norman M, Mellgren A. Anal incontinence after vaginal delivery: a prospective study in primiparous women. Br J Obstet Gynaecol. 1999;106:324-330.
67. Bunt JC, Tataranni A, Salbe AD. Intrauterine exposure to diabetes is a determinant of hemoglobin A1C and systolic blood pressure in Pima Indian children. J Clin Endocrinol Metabol. 2005;90:3225-3229.
68. Dabelea D, Pettitt DJ. Intrauterine diabetic environment confers risks for type 2 diabetes mellitus and obesity in the offspring, in addition to genetic susceptibility. J Pediatr Endocrinol Metab. 2001;14:1085-1091.
69. Sobngwi E, Boudou P, Mauvais-Jarvis F, et al. Effect of diabetic environment in utero on predisposition to type 2 diabetes. Lancet. 2003;361:1861-1865.
70. Boney CM, Verma A, Tucker R, Vohr BR. Metabolic syndrome in childhood: Association with birth weight, maternal obesity, and gestational diabetes mellitus. Pediatrics. 2005;115:290-296.

脳の発達と老化における栄養：必須脂肪酸の役割

Nutrition in Brain Development and Aging: Role of Essential Fatty Acids

Ricardo Uauy, MD, PhD, and Alon D. Dangour, PhD

Abstract

必須脂肪酸（EFA），中でも n-3 長鎖多価不飽和脂肪酸（LCP）は胎児期および出産後の脳の発達にとって重要である。また，老化時の認知能力低下の抑制に有効であることも次第にわかってきた。そもそも，EFA 欠乏症は75年以上以前に明らかにされたが，n-3 脂肪酸が，皮膚変化，リノール酸補給に対する低応答性，視覚機能の異常，および末梢性神経障害に及ぼすより微妙な効果が発見されたのは，それより後のことである。n-3 と n-6LCP は共にニューロンの成長，神経細胞相互作用のシナプス処理の発達，および細胞分化と成長の調節遺伝子の発現に重要な役割を果たしている。胎児と胎盤の成長と発達は母体による EFA 供給に依存しており，ドコサヘキサエン酸（DHA）を補給された幼児は有意にすぐれた知的発達と精神運動発達スコアを示す（母乳栄養児はさらによい）。食事由来の DHA は網膜と視覚皮質の最適な機能成熟に必要であり，視力と知的発達は余分の DHA 摂取によって改善するようである。老化も脳の DHA レベルの減少を伴う。魚の消費は認知症とアルツハイマー病のリスク減少を伴い，魚油サプリメントの日常的な使用報告では認知機能スコアの改善と関連づけられているが，これらの効果には確認が必要である。

Key Words：老化，脳発達，必須脂肪酸

© 2006 International Life Sciences Institute
doi：10. 1301/nr. 2006. may. S24–S33

所属：Drs. Uauy and Dangour are with the Nutrition and Public Health Intervention Research Unit, London Public Health Intervention Research Unit, London School of Hygiene & Tropical Medicine (LSHTM), London, United Kingdom; Dr. Uauy is also with the Public Health Nutrition Division, Instituto Nutricion y Tecnologia de Alimentos (INTA), University de Chile, Santiago, Cile.

連絡先：Professor Ricardo Uauy, Nutrition and Public Health Intervention Research Unit, London School of Hygiene & Tropical Medicine. Keppel Street, London WC1E 7HT; Phone: 44-20-7958-8126; Fax: 44-20-7958-8133; E-mail: ricardo.uauy@lshtm.ac.uk.

◆ 序　論

過去40年，中枢神経系の発達に対する幼少児期の栄養の影響が多くの研究で評価されてきた。これらの研究から，生命の第一ステージでエネルギーおよび必須栄養素の供給が減少すると，身体発育や脳の構造的・機能的な発達に重大な影響が及ぶことが明らかにされてきた。

栄養障害は，その時期と程度によっていろいろの仕方で脳の発達に影響を及ぼす。例えば，DNA 含量で測定した細胞数は子宮内および生後初期の栄養不良によって影響を受けるが，シナプス結合性は栄養不良が出生から3歳までに起こっ

```
リノール酸(LA) → アラキドン酸(AA)    エイコサペンタエン酸(EPA) ← α-リノレン酸(LNA)
     n-6 多価不飽和脂肪酸(n-6 PUFA)          n-3 多価不飽和脂肪酸(n-3 PUFA)
                                              ↓
                                      ドコサヘキサエン酸(DHA)
                      ↓      ↓       ↓
                    膜リン脂質：
                    アラキドン酸, エイコサ
                    ペンタエン酸, ドコサヘ
                    キサエン酸
```

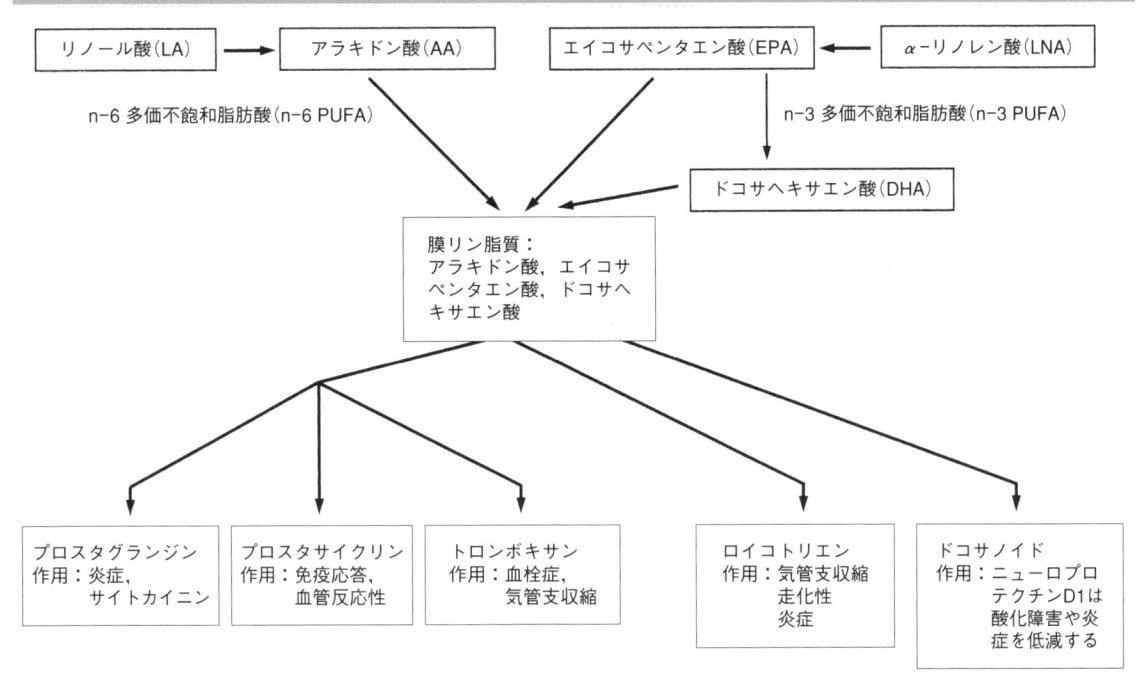

プロスタグランジン	プロスタサイクリン	トロンボキサン	ロイコトリエン	ドコサノイド
作用：炎症,	作用：免疫応答,	作用：血栓症,	作用：気管支収縮	作用：ニューロプロ
サイトカイニン	血管反応性	気管支収縮	走化性	テクチンD1は
			炎症	酸化障害や炎
				症を低減する

図1．n-6 および n-3 代謝の代謝プロセスと効果

た場合に影響を受けることがある[1]。同様に，食事性の前駆物質供給の変動は神経伝達物質（セロトニン，ノルエピネフリン，ドーパミン，アセチルコリン）のレベルを決定する可能性がある一方で，必須脂質と非必須脂質の供給の変動は脳およびミエリン鞘の構造組成に影響を及ぼす可能性がある[2]。脳の胎生発育はある種の栄養障害（鉄やタウリンなど）があっても正常に進む可能性があるが，発達期に特定の必須栄養素が不足すると，脳の構造と機能が著しく変化することが明らかにされている。

これを考慮すると，最近の検証でも栄養状態が老年の脳の健康に関係していることが示唆されているのは，おそらく驚くべきことではない。ライフコースにおけるこの最後の段階で，必須脂肪酸（EFA）を含む微量栄養素を食事から十分摂取することが，良好な認知機能の確保のために，またしてもその秘訣となるようである。

ここでは，発達および老化の過程におけるヒト脳中の EFA の役割，EFA が神経発達に与える効果の生化学的，分子的根拠，早期産児および満期産児の成長過程において n-3脂肪酸がヒト脳の発達に与える効果の証拠，および老化過程での認知能力低下の防止における n-3脂肪酸の役割を概説する。最後に，ライフコースを通じた脳機能の促進と維持の課題を検証する。図1は n-6，n-3必須脂肪酸のプロセシングとその代謝産物のいくつかの機能の全体図である。

◆ 必須脂肪酸の役割

研究者らは，脂質の特定成分がおそらくヒトを含めた動物の順調な成長と発育のために必要であろうということをすでに1929年に認識していた[3]。1960年代までに，現在は EFA 欠乏の古典的な症状（皮膚の乾燥および肥厚，成育不良）として知られている臨床症状が，脱脂乳をベースとした調製粉乳や脂質を含まない静脈栄養を与えられた幼児で明らかになった時に[4]，それまではヒトでさほど栄養学的に重要でないと考えられていたいくつかの脂肪酸の必須性が提唱された。脂質源をいろいろ変えた牛乳ベースの調製粉乳を与えた428名の乳児の臨床および生化学研究において，Hansen らはそのような脂肪酸のひとつとして，n-6脂肪酸であるリノール酸の標準的乳児栄養における必須性をしっかりと確立した[4]。n-3脂肪酸欠乏は，リノール酸の補給に非応答性の皮膚

変化，視覚異常，末梢神経障害などの，より微妙でわかりにくい臨床症状を引き起こした[5,6]。

ここで顕著なのは，n-3脂肪酸欠乏が神経系に与える影響で，n-3脂肪酸が適切な発達と機能発現の鍵となる可能性が示唆されている。この見解は，大脳皮質および光シグナルの伝達とプロセシングに特化した脳由来の神経ネットワークである網膜に，ドコサヘキサエン酸（DHA）のようなn-3長鎖多価不飽和脂肪酸（n-3LCP）が高濃度で存在することからも支持されている[7,8]。実際，ヒトの脳の乾燥物は大部分脂質であり，大脳皮質の22%，白質の24%がリン脂質でできている。脳のタンパク質は遺伝コードで決められているが，脳のリン脂質の脂肪酸組成は食事によって変わりうる。食事中のn-3脂肪酸，またはリノール酸がリノレン酸と組みになって不足すると，脳のリン脂質であるアラキドン酸とDHAが減少し，同時にn-9およびn-7のモノ（MUFAs）および多価不飽和脂肪酸（PUFAs）が増加することが動物およびヒトにおける研究で確立されている[9-12]。n-3脂肪酸欠乏に応答して，細胞はDHAレベルを下げると共に，n-6脂肪酸代謝物の中で最も不飽和度の高いn-6ドコサペンタエン酸レベルを上昇させる。

EFAは脳の組織，特に細胞膜で非常に重要な構造的役割を果たしている。食事が引き起こす組成変化がどのような機能的結果をもたらすかについては多くの研究がなされてきた[13-15]。膜の機能はその脂肪酸組成によって修飾されることが示されており，膜の流動性，体積とパッケージングの変化，脂質相特性の変化，特定のマイクロドメイン内での膜脂質とタンパク質の相互作用の修飾が起こる[13-17]。

発達期において一番重大な意義を持つ可能性のある神経膜組成の変化は，その物理的な特性と膜の興奮性に関連したものである。これら2つの要素に影響を与える食事誘導性の変化が動物やヒトの神経細胞株で示されている[18,19]。n-3脂肪酸欠乏は膜タンパク質のリガンド結合能や酵素活性化能を修飾するすると共に，レセプター活性，抗原認識，シグナル伝達，および脂質二重層内での水平移動を変化させる可能性がある[20-22]。n-3脂肪酸が十分にある膜が高い興奮度を有することは，ヒト網膜細胞において，細胞培地へのDHA補充によって2つのピレン単量体が衝突して生じるピレンの励起二量体の形成が増加することを示す研究によって明らかにされている[23]。さらにこの現象では，網膜細胞へのコリンの輸送が合わせて増加する。膜の脂質組成は培養神経細胞の電気的な特性の決定でも非常に重要な役割を果たしているが，これはアクティブなNa^+チャネル数の変化による可能性がある[24-26]。

n-3およびn-6 LCPはともにニューロン成長に重要な役割を果たしており，神経細胞の相互作用のためのシナプス突起の発達にも影響を与えている。例えば，成長円錐とシナプトソームに存在するアラキドン酸は[25]，内因性のホスホリパーゼA_2の作用によって膜リン脂質から優先的に放出されるが，それは成長円錐が成熟し，シナプス末端へと最終的に変化してゆくまでの円錐の成長と活性を調節するシグナル伝達に関与する[27]。同様に，シナプス部位で膜の主要成分となっているDHAは，膜の微小環境に影響を与えて神経伝達物質の取込みと放出を調節している[19]。アラキドン酸とDHAも脂質結合タンパク質の遺伝子の転写を活性化することで協同して作用し，発達段階にある神経細胞間の相互作用過程に影響を与える。グリア細胞のニューロンに対する応答のシグナル経路において，特定の脂肪酸結合タンパク質が非常に重要であり，DHA結合はこの活性を調節している[28]。

LCPが細胞の分化と成長を調節する遺伝子の発現に作用して，ヒトの健康に甚大かつ長期的な影響を与える可能性を示す証拠がますます増えている。実際，生後初期の食事はこの機構を介して，神経や感覚機能の形成に加えて種々の器官の構造的な発達にも影響を与えているのかもしれない。ラット網膜ニューロンを培養する際にDHAを添加すると桿体外節の成長が増加し，高濃度のロドプシンが存在するようになることが示されている[29]。DHAやオレイン酸（n-9 MUFA）で処理したヒト胎児網膜の外植片に関する研究で，網膜の外植片を生理的濃度のDHAに曝露した場合，全網膜遺伝子の14%が過剰発現したが，オレイン

酸に曝露した場合には1%未満の過剰発現しか起こらなかった．量的な変化を示した転写産物はニューロン新生やニューロン機能を含めたさまざまな生物学的機能に関係するタンパク質をコードしたが，ハウスキーピング遺伝子への影響は最小限にとどまった[30]．同様に，DHAで処理した網膜の外植片では，N-メチル-D-アスパラギン酸-（NMDA-）およびγ-アミノ酪酸-（GABA-）活性化Ca^+イオンチャネルのような網膜のシナプス形成に関係するイオンチャネルのトランスクリプトが高発現していた[31,32]．これらのチャネルを通じたCaイオンの流入は特定の細胞の細胞内Caイオン濃度を増強させ[33]，これが神経結合の確立に役立つ細胞応答を引き起こすようである．これらの結果は，DHAの遺伝子発現に対する効果がヒト網膜の発達と成熟に貢献しているという考え方を支持している．

胎児と胎盤の成長と発達は，母体からのEFA供給に完全に依存している．ヒト胎児における脂質蓄積にとっては妊娠の第3トリメスターが非常に重要な時期であるが，胎盤血管や子宮内の脈管構造における主要なリン脂質にとっては受胎の瞬間からのエイコサノイド形成のために母体からのEFA供給を必要とする[34,35]．妊娠第3トリメスターの胎児では循環脂質中のアラキドン酸とDHAの濃度は徐々に増加し[36]，脈管（そして特に神経の）成長のための需要が最も大きい妊娠最終トリメスターと生後数カ月[36]には胎児の脳組織のアラキドン酸とDHA含量が有意に増加することが観察されている[37]．満期産を迎えるまでに全部で600gのEFAが母体から胎児に輸送され，胎児循環に入るn-3脂肪酸の大部分は，母体のn-3濃度が低かった場合も母体から調達される．

◆ 発達期の脳と網膜におけるn-3 LCPの効果

妊娠第3トリメスターに十分な脂質供給を受けない可能性がある早期産児は，多くの場合，特にEFA欠乏症に陥りやすいと考えられている．そのため，早期産児へのLCPの補給が視覚および認知機能の指標のみならず血漿や組織の脂肪酸組成に与える影響についてさまざまな研究で検討されている．これらの研究はこれまでに概説されている[38]．427人の早期産児を対象にした最も大規模な研究では，対照人工乳あるいはDHAとアラキドン酸強化LCP人工乳2種類のいずれか（一方のアラキドン酸源は卵黄リン脂質で他方は真菌油）を与えている[39]．DHA含量は，早期産児用人工乳中の全脂肪中の0.25%であり，フォローアップミルク中では0.15%であった．2つのLCP強化人工乳は共にアラキドン酸を0.4%含んでいた．6カ月の時点でスイープ視覚誘導電位に有意差が認められ，LCP強化人工乳摂取児のほうが対照人工乳摂取児より優れていた．視力の行動テスト（テラーカード），Fagan馴化テスト，およびMacarthur語彙テストでは両群間に有意差はみられなかった．出生体重が1,250g未満の児においては，12カ月の時点でLCP強化群のほうがBarley乳幼児発達スケールで優れていた[39]．

ごく最近の早期産児の研究では，真菌油由来のアラキドン酸と魚または藻類由来のDHAを強化した人工乳を摂取した児（それぞれ，$n=130$および$n=112$）を，対照の非強化人工乳を摂取した児（$n=199$）と複数の発達指標について比較している[40]．満期産予定日の18カ月後の時点で，Barleyスケールの知的および精神運動発育指数は，DHAを強化した人工乳を摂取した児のほうが対照人工乳を摂取した児よりも有意に高かった．しかしながら，得られた値はすべて105名の満期産母乳栄養児の参照値よりも有意に低いままであった[40]．これらの乳幼児や他の研究に参加した乳幼児のより長期的な追跡試験は報告されていない．

満期産児も網膜や視覚皮質の機能を最適に成熟させるためには食事由来のDHAに依存しているようであり[41-59]，この研究結果は健康な満期産児用の人工乳にLCPが必要かどうかに関して相当な議論を引き起こしている．いくつかの研究で満期産児におけるLCP補給の効果が検討されているが，この種の研究は母親が勝手に給餌するという混乱がたびたび起こるために試験計画が難しい．

Gibsonらは産後の52名の母親の栄養に介入し[54]，全脂肪酸中のDHA濃度が0.1～1.7%の母乳を出させるようにしたところ，母乳中のDHAと乳児の血漿および赤血球リン脂質中のDHA含量に相関があることを見いだした．興味深いことに，こ

の関係は飽和状態に達することがわかり,母乳中のDHAが全脂肪酸の0.8%を超えると乳児の血液DHA含量はそれ以上増加しなかった。乳幼児の視覚誘導電位はDHAと関係していなかったが,12週齢での発達指数は母乳中のDHAと弱いながらも有意な相関があった[54]。ただし,この相関は24カ月齢ではみられなかった。

より小規模な単一施設での研究で,DHAとアラキドン酸を強化した人工乳あるいは対照の人工乳を生後4カ月間摂取した2群の満期産児（それぞれ$n=21$および23）の行動評価が行われた。4カ月齢での馴化テスト[59]および10カ月齢での手段・目的問題解決力[41]の結果はLCP強化群の児で高かった。乳幼児期における高い問題解決スコアは小児期の高いIQスコアと関係しているので[56],これらの知見は重要である。しかし,症例数が少ないことと,被験者が比較的均一集団であるため,その付帯的妥当性には限界があるかもしれない。

視力[60]や知能発達[44]に対するDHA強化のより永続的なメリットが,108名の満期産児（79名が人工乳のみ摂取群,29名が母乳のみ摂取群）を対象にした試験で示されている。人工乳は生後17週間与えられ,LCP強化人工乳は0.35%のDHAのみを含むか,0.35%のDHAと藻類脂質由来のアラキドン酸を0.72%含むものであった。一方,対照人工乳は十分量のα-リノレン酸を含んでいたが,LCPを欠いていた。3種類の人工乳は無作為化して与えられた。母乳摂取群とDHAまたはDHA＋アラキドン酸強化群の視覚誘導電位による視力は対照群より有意に優れていた。しかしながら,有意差は生後20週齢までと,35週齢以後の視力の発達が急速に変化する時期にのみに認められ,視力の発達が安定期に達する6カ月齢付近では有意差はみられなかった[60]。人工栄養児のうち,56名を18カ月齢で追跡調査し,知能発達を評価した[44]。これはLCP強化が知能発達に与えるより長期的な効果をみた最初の報告である。試験対象者の数は少ないものの,LCP強化と非強化の乳幼児の間で,ノーマライズ後7ポイントの顕著な差がBarley乳幼児発達スケール（BSID-II）の知能発達指標で検出された。血液のDHAレベルが生後1年間の視力と18カ月齢での知能発達に有意に相関することも認められた[44]。同じ研究者らは103名の満期産児を対象にした試験を行い,52週の視覚誘導電位に基づいた視力にDHAとアラキドン酸強化が有益な効果を持つという,同様な結果をごく最近報告した[61]。

しかしながら,447名の健康な満期産児（母乳栄養群138名,人工栄養群309名）を対象にしたより規模の大きい試験では,LCP強化の利点は見つからなかった[62]。人工栄養群（$n=154$）は無作為化し,対照（$n=155$）は非強化乳を生後最低6週間摂取した。乳児は18カ月間追跡調査されたが,認知機能,運動発達,感染,アトピーおよび人工乳受容性に関してLCP強化の効果はみられなかった。この2つの人工乳はLCP以外にいくつかの脂肪酸が異なっているので,この結果の解釈は限定的なものである。さらに,この研究では母乳栄養児に期待される高知能指数がみられなかったし,食事によるLCP強化が乳児のEFA状態に与える影響の生化学的評価がなされていない[62]。

ノルウェーの最近の試験結果では,妊娠期間中と産後4カ月間に母親に比較的大量のn-3 LCPを補給すると児に大きな利点がある可能性が示唆されている[63]。妊娠期と授乳期にタラの肝油を摂取した母親（$n=48$）の児は,対照（コーン油；$n=36$）を摂取した母親の児よりも4歳の時点で,心理・教育アセスメントバッテリー（Kaufman Assessment Battery for Children）のmental processing compositeで4ポイント高かった。さらに,4歳における児の知的処理スコアは母親の妊娠中のn-3 LCP摂取と有意に相関していた。実際に多重回帰モデルでは,妊娠中の母親のDHA摂取は4歳児の知的処理スコアと有意に相関する唯一の変数であった[63]。

満期産児の長期的な追跡試験について,そのいくつかの結果は近い将来に発表されるはずであるが,まだ報告されていない。この種の研究を総説してみると,結果に一貫した傾向がない理由が浮かび上がってくるが,それは強化のレベル,特徴や期間の違い,成績に現れる小さな変化を測定する手段の感度不足,および食事によって誘導される発達的転帰の変化が長く持続し可逆性であるという複雑さがその理由である[64]。

制約はあるものの，食事による早期の EFA 供給が視覚や脳の成熟と長期的な機能に与える影響についてはいくつかの可能なメカニズムのアウトラインを描くことができるが，それはこれらの効果の信憑性を支持する強い証拠を提供している。DHA が膜特性の修飾因子としての役割を果たすかもしれないということについては，膜の脂肪酸を修飾した神経細胞における膜の流動性と輸送に関する in vitro 研究が支持している。DHA が持つ光伝達カスケードの増幅という役割については，動物とヒトにおける電気生理学的な研究成果が支持している。網膜桿状体細胞の閾値が下がるということは，より少ない光で応答を引き起こされることを意味しており，最大振幅が高くなるということはより多くのシグナルが視覚回路に伝達されることを意味している。さらに，EFA が神経組織の遺伝子発現に及ぼす効果に関する知見や，発生初期に光を遮断されたネコの視覚皮質由来ニューロンのリン酸化微小管関連タンパク質で観察された生化学的な相違は，Hubel と Wiesel の古典的な観察結果を説明するメカニズムを提供している[65,66]。

◆ 老化した脳と網膜における n-3 LCP の影響

ライフコースの対極に位置する老齢期においては，脳組織の LCP 濃度は減少するようである。初期の研究で，前頭脳皮質の全リン脂質に占める PUFA の割合が加齢と共に減少し，老化は脳中の DHA レベルの減少を伴うことがラット[67,68]やヒト[69]で示されている。これらの脂質組成の変化は中枢神経系の機能変化を伴うことが示唆されており[70]，このことは低 DHA 食を 1 ないし数世代にわたってラットに摂取させると明らかな認知機能障害が生じることを示す動物試験によって支持されている[71-73]。

老化した脳で n-3 LCP がこのように変化する根本的な原因の大部分は不明である。生涯を通じた食事摂取が脂質組成の決定に何らかの役割を果たしていることは明らかである。n-6 リノール酸を大量に摂取すればより長鎖の n-3 PUFA の合成が減少する可能性がある一方，炭素数が 20 や 22 の PUFA を含む食事を摂取すると n-3 LCP 濃度が上昇するかもしれない。別の機構として，リノール酸を γ-リノレン酸に変換する Δ6-不飽和化酵素や，γ-リノール酸をアラキドン酸に変換する Δ5-不飽和化酵素の活性が損なわれると，脳の脂質組成が影響を受ける可能性がある[74,75]。実際，肝臓や脳の不飽和化酵素の能力は老化ラットで減少していることが示されている[75-77]。3 つめの可能性は抗酸化機構の加齢に関係した異常によって脂質の過酸化が増大し，それによって LCP の濃度が減少することである。このような仮説は，海馬では加齢に伴って活性酸素種の産生が増大し，脂質の過酸化が亢進し，抗酸化剤であるビタミン E 濃度が減少することを示唆する報告とも矛盾しない[78]。

乳児では認知の健康と発達に対する n-3 LCP 強化の効果について多くの研究があるが，高齢者のデータは数少ない。脂っぽい魚や n-3 LCP の摂取が増えると，認知機能の障害リスクが低減することを示唆する観察データがある[79]。同様に，前向き研究から魚の摂取の増加は高齢者の認知症[80,81]やアルツハイマー病[82]のリスク低減と関係していることが示されている。毎日魚油サプリメントを摂取した自己申告例では，小児期の認知能力を補正しても，64 歳時点での認知機能スコアが改善することが最近示されている（表 1，2）[83]。後者の研究では赤血球中の全 n-3 LCP レベル，特に DHA レベルが高齢期における認知能力と有意に相関していることも示された[83]。

赤血球膜の組成分析は Etude du Vieillissement Artérial（EVA）研究でも行われ[84]，4 年の追跡期間にわたる認知能力の低下が膜のステアリン酸（飽和脂肪酸）のレベルと正の相関にあることが示された。全 n-3 PUFA および DHA 濃度は，認知能力の低下と逆相関していた[84]。

n-3 LCP が脈管の健康増進に効果的に作用することが，これらの EFA が認知能力の健全さに対して潜在的に有益に働くための機構であると考えるのが妥当かもしれない。Rotterdam Scan Study の結果は脈管の健康が認知機能の維持のために極めて重要であることを示唆しているので[85,86]，このつながりの仮説が立証されることになるかもしれない。これに関連して，n-3 LCP

表1. 魚油サプリメントの使用者と非使用者における赤血球膜脂肪酸組成の平均（SD）
各群の年齢は64歳であり，性別および小児期の知能指数（IQ）を合わせた

脂肪酸	魚油使用者 (n=60)	非使用者 (n=60)	p *
	%合計		
全n-3 PUFA[†]	9.00(1.5)	7.8(1.3)	<0.001
必須脂肪酸	1.1(0.6)	0.8(0.3)	<0.001
DHA	5.4(1.2)	4.6(1.0)	<0.001
全n-6 PUFA	22.2(2.1)	23.0(1.4)	<0.02
アラキドン酸	10.0(1.4)	10.9(1.9)	<0.005

*：対数変換後にANOVAで検定した，[†]：多価不飽和脂肪酸，（ ）内はSD。

表2. 認識力テストの点数と赤血球膜の脂肪酸含量（対数変換値）のピアソン相関係数（n=120）
（加齢による認識力低下，小児の知能および食品サプリメントの使用：n-3脂肪酸の関与の可能性，Am J Clin Nutr. 2004; 80: 1650-1657より改変引用）

認識力テスト	全n-3 PUFAs*		EFAs[†]		DHA[‡]	
	相関係数	p	相関係数	p	相関係数	p
11歳時のIQ	0.211	<0.05	0.256	<0.01	0.196	<0.05
64歳時のIQ	0.211	<0.05	0.198	<0.05	0.206	<0.05
ブロックデザインテスト	0.213	NS	0.179	NS	0.229	NS
指記号テスト	0.181	<0.05	0.162	NS	0.226	<0.05
物体使用テスト	-0.070	NS	-0.048	NS	0.048	<0.05
ラベンの発展マトリクス	0.195	<0.05	0.184	<0.05	0.140	NS

*：多価不飽和脂肪酸，[†]：必須脂肪酸，[‡]：ドコサヘキサエン酸。

は肝臓のトリグリセリド合成を阻害することと，エイコサノイド機能を修飾することによって，脈管の弛緩，炎症プロセスと血小板凝集の減少を引き起こすことが知られている[87]。

近年，DHAの新しい防御作用が見いだされてきているが，これはおそらく，高齢者における認知能力の健全さを維持するDHAの効果と直接関連するのであろう。マウスの虚血性脳卒中モデルにおいて，DHAに由来する生理活性ドコサノイドが，脳卒中後の神経傷害の2大原因，すなわち脂質過酸化と白血球浸潤を阻害することが明らかになった[88]。この新しいドコサノイド，10-,17S-ドコサトリエンは最近，ニューロプロテクチンD1と名づけられたが[89]，培養神経細胞において炎症促進性の遺伝子発現を強力に抑制するようである[88]。DHAも抗アポトーシスタンパク質発現をアップレギュレートし，アポトーシス促進性タンパク質発現のダウンレギュレートすることに加え[89]，もしかすると，酸化ストレスが誘導するDNA損傷を相殺する作用を有するニューロプロテクチンD1を介して，$in\ vitro$培養された海馬神経をアポトーシス（プログラム細胞死）から守ることが知られている[90]。

アルツハイマー病のマウスモデル（Tg2576）を使ってDHA供給の効果を調査した最近の研究では[91]，食事性DHAの欠乏は，前頭皮質のDHA含有量の低下を引き起こすことが示された。この低下に伴い，アクチンに対するフラクチン（フラグメント化されたアクチン）の比率が増え，フラクチンが蓄積し，これはさらにポストシナプス処理を担当する重要なタンパク質濃度（特にドレブリンとシナプシン）の減少を伴った。フラクチンの蓄積は，樹状突起棘形成の損失と有意に相関していた。また，DHA欠乏は酸化障害の増加も引き起こし，マウス皮質におけるホスファチジルイノシトールキナーゼのp85-$α$サブユニットのタンパク質レベルおよびmRNAレベルの大幅な減少をもたらした。ホスファチジルイノシトールキナーゼの効果のいくつかは神経保護的であり，この酵素の欠乏はしたがってポストシナプスの病変となる可能性があるので，この後者の発見は非常に関連性があるかもしれない。DHA欠乏は海馬

における神経細胞の損失よりも，むしろポストシナプス処理の低下をもたらすようで，これが短期記憶と学習能力の貧困を起こす．その後，これらのマウスにDHAを補給し，脳のn-3 LCP含量を増加させると，欠乏症の有害な生化学的影響からマウスが保護され，認知能力の改善がみられた[91]．

◆結論：知能発達の促進と維持

栄養学者のいまの課題は，既存の科学的知識を統合し，ライフコースを通じて最適な脳機能を達成し維持するための効果的な方法に関する応用研究をさらに進めることである．

おそらく受胎前も関係しているが，生命の始まりのごく初期からの最適な脳の発達には，葉酸，レチノール，ヨウ素，鉄，亜鉛および銅を含む重要な微量栄養素の供給があげられるべきであり，これらはすべて胚および胎児の発達時の神経発生を支えるのに必要である．乳幼児期と小児期には，鉛とその他の重金属のような神経毒元素への曝露を避ける一方で，ヨウ素，鉄および亜鉛の欠乏症を防ぐことが，十分な潜在認知能力を達成し知能の不必要な損失を避けるために重要である．

われわれは，現在，十分量の微量栄養素と脂質供給の質とが脳の発達において重要な役割を果たすことを知っている．世界的にみるならば，いまだに，ヨウ素欠乏症に付随した知的機能の損失が，最も頻繁に遭遇する防止可能な知能障害である．対極にある，老化に伴う神経機能の低下に目を向けることは，高齢者の自律性と福祉の維持にとっての最重要課題である．いまでは，老化に伴う認知能力の低下は，65歳を超える高齢者における障害調整生命年数の損失の主な原因のひとつである．

著者らは現在，認知能力の低下予防に関するn-3 LCPの効果の評価を行うと共に（OPAL研究），高齢者の機能的な状態，筋力および生体防御能の維持において栄養と身体活動性が果たす役割を，対費用効果の観点からの研究を行っている（CENEX-Chili研究）．最適な知的発達を促進し，成人期には機能を維持し，さらに高齢者では認知能力の低下を防ぐための対費用的に効果的な介入とは何であるかを，われわれは明確に見定める必要がある．さもなければ，われわれの不十分な行動のつけとして，人的，社会的，および経済的な代価を払い続けることになるだろう．

謝辞：著者らは，原稿準備を部分的にご支援いただいた，英国食品標準機関（NO5053）およびウェルカムトラスト（075219）からの補助金に感謝する．

（訳／髙橋　毅）

1. Dobbing J, Hopewell JW, Lynch A. Vulnerability of developing brain. VII. Permanent deficit of neurons in cerebral and cerebellar cortex following early mild undernutrition. Exp Neurol. 1971;32:439-447.
2. Levitsky DA, Strupp BJ. Malnutrition and the brain: changing concepts, changing concerns. J Nutr. 1995;125(8 suppl):2212S-2220S.
3. Burr GO, Burr MM. Nutrition classics from The Journal of Biological Chemistry 82:345-67, 1929. A new deficiency disease produced by the rigid exclusion of fat from the diet. Nutr Rev. 1973;31:248-249.
4. Hansen AE, Wiese HF, Boelsche AE, Haggard ME, Adam DJD, Davis H. Role of linoleic acid in infant nutrition: clinical and chemical study of 428 infants fed on milk mixtures varying in kind and amount of fat. Pediatrics. 1963;31:171-192.
5. Holman RT, Johnson SB, Hatch TF. A case of human linolenic acid deficiency involving neurological abnormalities. Am J Clin Nutr. 1982;35:617-623.
6. Simopoulos AP. Omega-3 fatty acids in health and disease and in growth and development. Am J Clin Nutr. 1991;54:438-463.
7. Anderson RE, Benolken RM, Dudley PA, Landis DJ, Wheeler TG. Proceedings: Polyunsaturated fatty acids of photoreceptor membranes. Exp Eye Res. 1974;18:205-213.
8. Ballabriga A. Essential fatty acids and human tissue composition. An overview. Acta Paediatr Suppl. 1994;402:63-68.
9. Byard RW, Makrides M, Need M, Neumann MA, Gibson RA. Sudden infant death syndrome: effect of breast and formula feeding on frontal cortex and brainstem lipid composition. J Paediatr Child Health. 1995;31:14-16.
10. Galli C, Trzeciak HI, Paoletti R. Effects of dietary fatty acids on the fatty acid composition of brain ethanolamine phosphoglyceride: reciprocal replacement of n-6 and n-3 polyunsaturated fatty acids. Biochim Biophys Acta. 1971;248:449-454.
11. Greiner RC, Winter J, Nathanielsz PW, Brenna JT. Brain docosahexaenoate accretion in fetal baboons: bioequivalence of dietary alpha-linolenic and docosahexaenoic acids. Pediatr Res. 1997;42:826-834.
12. Farquharson J, Cockburn F, Patrick WA, Jamieson EC, Logan RW. Infant cerebral cortex phospholipid fatty-acid composition and diet. Lancet. 1992;340(8823):810-813.
13. Galli C, Simopoulos AP, Tremoli EE. Effects of fatty acids and lipids in health and disease. World Rev

Nutr Diet. 1994;76:1-149.
14. Hohl CM, Rosen P. The role of arachidonic acid in rat heart cell metabolism. Biochim Biophys Acta. 1987;921:356-363.
15. Mitchell DC, Niu SL, Litman BJ. DHA-rich phospholipids optimize G-protein-coupled signaling. J Pediatr. 2003;143(4 suppl):S80-S86.
16. Stubbs CD, Smith AD. The modification of mammalian membrane polyunsaturated fatty acid composition in relation to membrane fluidity and function. Biochim Biophys Acta. 1984;779:89-137.
17. Salem N Jr, Shingu T, Kim HY, Hullin F, Bougnoux P, Karanian JW. Specialisation in membrane structure and metabolism with respect to polyunsaturated lipids. In: Karnovsky ML, Leaf A, Bollis LC, eds. *Biological Membranes: Aberrations in Membrane Structure and Function*. New York: Alan R. Liss; 1988; 319-333.
18. Foot M, Cruz TF, Clandinin MT. Effect of dietary lipid on synaptosomal acetylcholinesterase activity. Biochem J. 1983;211:507-509.
19. Wheeler TG, Benolken RM, Anderson RE. Visual membranes: specificity of fatty acid precursors for the electrical response to illumination. Science. 1975;188(4195):1312-1314.
20. Lands WE. Renewed questions about polyunsaturated fatty acids. Nutr Rev. 1986;44:189-195.
21. Murphy MG. Dietary fatty acids and membrane protein function. J Nutr Biochem. 1990;1:68-79.
22. Wood JN. Essential fatty acids and their metabolites in signal transduction. Biochem Soc Trans. 1990; 18:785-786.
23. Treen M, Uauy RD, Jameson DM, Thomas VL, Hoffman DR. Effect of docosahexaenoic acid on membrane fluidity and function in intact cultured Y-79 retinoblastoma cells. Arch Biochem Biophys. 1992; 294:564-570.
24. Distel RJ, Robinson GS, Spiegelman BM. Fatty acid regulation of gene expression. Transcriptional and post-transcriptional mechanisms. J Biol Chem. 1992;267:5937-5941.
25. Evers AS, Elliott WJ, Lefkowith JB, Needleman P. Manipulation of rat brain fatty acid composition alters volatile anesthetic potency. J Clin Invest. 1986;77:1028-1033.
26. Love JA, Saum WR, McGee R Jr. The effects of exposure to exogenous fatty acids and membrane fatty acid modification on the electrical properties of NG108-15 cells. Cell Mol Neurobiol. 1985;5:333-352.
27. Kim HY, Edsall L, Ma YC. Specificity of polyunsaturated fatty acid release from rat brain synaptosomes. Lipids. 1996;(31 suppl):S229-S233.
28. Xu LZ, Sanchez R, Sali A, Heintz N. Ligand specificity of brain lipid-binding protein. J Biol Chem. 1996;271:24711-24719.
29. Rotstein NP, Politi LE, Aveldano MI. Docosahexaenoic acid promotes differentiation of developing photoreceptors in culture. Invest Ophthalmol Vis Sci. 1998;39:2750-2758.
30. Rojas CV, Martinez JI, Flores I, Hoffman DR, Uauy R. Gene expression analysis in human fetal retinal explants treated with docosahexaenoic acid. Invest Ophthalmol Vis Sci. 2003;44:3170-3177.
31. Aamodt SM, Constantine-Paton M. The role of neural activity in synaptic development and its implications for adult brain function. Adv Neurol. 1999;79:133-144.
32. Redburn-Johnson D. GABA as a developmental neurotransmitter in the outer plexiform layer of the vertebrate retina. Perspect Dev Neurobiol. 1998;5:261-267.
33. Mitchell CK, Huang B, Redburn-Johnson DA. GABA(A) receptor immunoreactivity is transiently expressed in the developing outer retina. Vis Neurosci. 1999;16:1083-1088.
34. Ongari MA, Ritter JM, Orchard MA, Waddell KA, Blair IA, Lewis PJ. Correlation of prostacyclin synthesis by human umbilical artery with status of essential fatty acid. Am J Obstet Gynecol. 1984;149:455-460.
35. Honstra G, Al MD, van Houwelingen AC. Essential fatty acids, pregnancy and pregnancy outcome. In: Bindels JC, Goedeedhart AC, Visser HKA, eds. *Recent Developments in Infant Nutrition*. Dordrecht, Netherlands: Kluwer Academic Publishers; 1996; 51-63.
36. van Houwelingen AC, Foreman-van Drongelen MM, Nicolini U, et al. Essential fatty acid status of fetal plasma phospholipids: similar to postnatal values obtained at comparable gestational ages. Early Hum Dev. 1996;46:141-152.
37. Clandinin MT, Chappell JE, Leong S, Heim T, Swyer PR, Chance GW. Intrauterine fatty acid accretion rates in human brain: implications for fatty acid requirements. Early Hum Dev. 1980;4:121-129.
38. Simmer K, Patole S. Longchain polyunsaturated fatty acid supplementation in preterm infants. Cochrane Database Syst Rev. 2004(1):CD000375.
39. O'Connor DL, Hall R, Adamkin D, et al. Growth and development in preterm infants fed long-chain polyunsaturated fatty acids: a prospective, randomized controlled trial. Pediatrics. 2001;108:359-371.
40. Clandinin MT, Van Aerde JE, Merkel KL, et al. Growth and development of preterm infants fed infant formulas containing docosahexaenoic acid and arachidonic acid. J Pediatr. 2005;146:461-468.
41. Willatts P, Forsyth JS, DiModugno MK, Varma S, Colvin M. Effect of long-chain polyunsaturated fatty acids in infant formula on problem solving at 10 months of age. Lancet. 1998;352(9129):688-691.
42. Makrides M, Neumann MA, Jeffrey B, Lien EL, Gibson RA. A randomized trial of different ratios of linoleic to alpha-linolenic acid in the diet of term infants: effects on visual function and growth. Am J Clin Nutr. 2000;71:120-129.
43. Birch E, Birch D, Hoffman D, Hale L, Everett M, Uauy R. Breast-feeding and optimal visual development. J Pediatr Ophthalmol Strabismus. 1993;30:33-38.
44. Birch EE, Garfield S, Hoffman DR, Uauy R, Birch DG. A randomized controlled trial of early dietary supply of long-chain polyunsaturated fatty acids and mental development in term infants. Dev Med Child Neurol. 2000;42:174-181.
45. Auestad N, Montalto MB, Hall RT, et al. Visual acuity, erythrocyte fatty acid composition, and growth in term infants fed formulas with long chain polyunsaturated fatty acids for one year. Ross Pediatric Lipid Study. Pediatr Res. 1997;41:1-10.
46. Carnielli VP, Rossi K, Badon T, et al. Medium-chain triacylglycerols in formulas for preterm infants: effect on plasma lipids, circulating concentrations of medium-chain fatty acids, and essential fatty acids. Am J Clin Nutr. 1996;64:152-158.
47. Innis SM, Nelson CM, Rioux MF, King DJ. Development of visual acuity in relation to plasma and erythrocyte omega-6 and omega-3 fatty acids in healthy term gestation infants. Am J Clin Nutr. 1994; 60:347-352.
48. Innis SM, Nelson CM, Lwanga D, Rioux FM, Waslen P. Feeding formula without arachidonic acid and docosahexaenoic acid has no effect on preferential looking acuity or recognition memory in healthy

49. Innis SM, Akrabawi SS, Diersen-Schade DA, Dobson MV, Guy DG. Visual acuity and blood lipids in term infants fed human milk or formulae. Lipids. 1997;32:63–72.
50. Carlson SE, Ford AJ, Werkman SH, Peeples JM, Koo WW. Visual acuity and fatty acid status of term infants fed human milk and formulas with and without docosahexaenoate and arachidonate from egg yolk lecithin. Pediatr Res. 1996;39:882–888.
51. Jorgensen MH, Hernell O, Lund P, Holmer G, Michaelsen KF. Visual acuity and erythrocyte docosahexaenoic acid status in breast-fed and formula-fed term infants during the first four months of life. Lipids. 1996;31:99–105.
52. Agostoni C, Trojan S, Bellu R, Riva E, Giovannini M. Neurodevelopmental quotient of healthy term infants at 4 months and feeding practice: the role of long-chain polyunsaturated fatty acids. Pediatr Res. 1995;38:262–266.
53. Agostoni C, Trojan S, Bellu R, Riva E, Bruzzese MG, Giovannini M. Developmental quotient at 24 months and fatty acid composition of diet in early infancy: a follow up study. Arch Dis Child. 1997;76:421–424.
54. Gibson RA, Neumann MA, Makrides M. Effect of increasing breast milk docosahexaenoic acid on plasma and erythrocyte phospholipid fatty acids and neural indices of exclusively breast fed infants. Eur J Clin Nutr. 1997;51:578–584.
55. Forsyth JS, Willatts P, DiModogno MK, Varma S, Colvin M. Do long-chain polyunsaturated fatty acids influence infant cognitive behaviour? Biochem Soc Trans. 1998;26:252–257.
56. Slater A. Individual differences in infancy and later IQ. J Child Psychol Psychiatry. 1995;36:69–112.
57. Courage ML, McCloy UR, Herzberg GR, et al. Visual acuity development and fatty acid composition of erythrocytes in full-term infants fed breast milk, commercial formula, or evaporated milk. J Dev Behav Pediatr. 1998;19:9–17.
58. Makrides M, Simmer K, Goggin M, Gibson RA. Erythrocyte docosahexaenoic acid correlates with the visual response of healthy, term infants. Pediatr Res. 1993;33(4 part 1):425–427.
59. Bjerve KS, Brubakk AM, Fougner KJ, Johnsen H, Midthjell K, Vik T. Omega-3 fatty acids: essential fatty acids with important biological effects, and serum phospholipid fatty acids as markers of dietary omega 3-fatty acid intake. Am J Clin Nutr. 1993;57(5 suppl):801S–806S.
60. Birch EE, Hoffman DR, Uauy R, Birch DG, Prestidge C. Visual acuity and the essentiality of docosahexaenoic acid and arachidonic acid in the diet of term infants. Pediatr Res. 1998;44:201–209.
61. Birch EE, Castaneda YS, Wheaton DH, Birch DG, Uauy RD, Hoffman DR. Visual maturation of term infants fed long-chain polyunsaturated fatty acid-supplemented or control formula for 12 mo. Am J Clin Nutr. 2005;81:871–879.
62. Lucas A, Stafford M, Morley R, et al. Efficacy and safety of long-chain polyunsaturated fatty acid supplementation of infant-formula milk: a randomised trial. Lancet. 1999;354(9194):1948–1954.
63. Helland IB, Smith L, Saarem K, Saugstad OD, Drevon CA. Maternal supplementation with very-long-chain n-3 fatty acids during pregnancy and lactation augments children's IQ at 4 years of age. Pediatrics. 2003;111:e39–e44.
64. Lauritzen L, Hansen HS, Jorgensen MH, Michaelsen KF. The essentiality of long chain n-3 fatty acids in relation to development and function of the brain and retina. Prog Lipid Res. 2001;40:1–94.
65. Aoki C, Siekevitz P. Ontogenetic changes in the cyclic adenosine 3′,5′-monophosphate-stimulatable phosphorylation of cat visual cortex proteins, particularly of microtubule-associated protein 2 (MAP 2): effects of normal and dark rearing and of the exposure to light. J Neurosci. 1985;5:2465–2483.
66. Hubel DH, Wiesel TN. The period of susceptibility to the physiological effects of unilateral eye closure in kittens. J Physiol. 1970;206:419–436.
67. Suzuki H, Hayakawa S, Wada S. Effect of age on the modification of brain polyunsaturated fatty acids and enzyme activities by fish oil diet in rats. Mech Aging Dev. 1989;50:17–25.
68. Favrelere S, Stadelmann-Ingrand S, Huguet F, et al. Age-related changes in ethanolamine glycerophospholipid fatty acid levels in rat frontal cortex and hippocampus. Neurobiol Aging. 2000;21:653–660.
69. Soderberg M, Edlund C, Kristensson K, Dallner G. Lipid compositions of different regions of the human brain during aging. J Neurochem. 1990;54:415–423.
70. Soderberg M, Edlund C, Kristensson K, Dallner G. Fatty acid composition of brain phospholipids in aging and in Alzheimer's disease. Lipids. 1991;26:421–425.
71. Suzuki H, Park SJ, Tamura M, Ando S. Effect of the long-term feeding of dietary lipids on the learning ability, fatty acid composition of brain stem phospholipids and synaptic membrane fluidity in adult mice: a comparison of sardine oil diet with palm oil diet. Mech Aging Dev. 1998;101:119–128.
72. Lim SY, Suzuki H. Intakes of dietary docosahexaenoic acid ethyl ester and egg phosphatidylcholine improve maze-learning ability in young and old mice. J Nutr. 2000;130:1629–1632.
73. Catalan J, Moriguchi T, Slotnick B, Murthy M, Greiner RS, Salem N Jr. Cognitive deficits in docosahexaenoic acid-deficient rats. Behav Neurosci. 2002;116:1022–1031.
74. Biagi PL, Bordoni A, Hrelia S, Celadon M, Horrobin DF. Gamma-linolenic acid dietary supplementation can reverse the aging influence on rat liver microsome delta 6-desaturase activity. Biochim Biophys Acta. 1991;1083:187–192.
75. Horrobin DF. Loss of delta-6-desaturase activity as a key factor in aging. Med Hypotheses. 1981;7:1211–1220.
76. Bourre JM, Piciotti M, Dumont O. Delta 6 desaturase in brain and liver during development and aging. Lipids. 1990;25:354–356.
77. Cook HW. Brain metabolism of alpha-linolenic acid during development. Nutrition. 1991;7:440–442.
78. Murray CA, Lynch MA. Dietary supplementation with vitamin E reverses the age-related deficit in long term potentiation in dentate gyrus. J Biol Chem. 1998;273:12161–12168.
79. Kalmijn S, van Boxtel MP, Ocke M, Verschuren WM, Kromhout D, Launer LJ. Dietary intake of fatty acids and fish in relation to cognitive performance at middle age. Neurology. 2004;62:275–280.
80. Kalmijn S, Feskens EJ, Launer LJ, Kromhout D. Polyunsaturated fatty acids, antioxidants, and cognitive function in very old men. Am J Epidemiol. 1997;145:33–41.
81. Barberger-Gateau P, Letenneur L, Deschamps V, Peres K, Dartigues JF, Renaud S. Fish, meat, and

risk of dementia: cohort study. BMJ. 2002;325(7370): 932–933.
82. Morris MC, Evans DA, Bienias JL, et al. Consumption of fish and n-3 fatty acids and risk of incident Alzheimer disease. Arch Neurol. 2003;60:940–946.
83. Whalley LJ, Fox HC, Wahle KW, Starr JM, Deary IJ. Cognitive aging, childhood intelligence, and the use of food supplements: possible involvement of n-3 fatty acids. Am J Clin Nutr. 2004;80:1650–1657.
84. Heude B, Ducimetiere P, Berr C. Cognitive decline and fatty acid composition of erythrocyte membranes—The EVA Study. Am J Clin Nutr. 2003;77: 803–808.
85. O'Brien JT, Erkinjuntti T, Reisberg B, et al. Vascular cognitive impairment. Lancet Neurol. 2003;2:89–98.
86. Vermeer SE, Prins ND, den Heijer T, Hofman A, Koudstaal PJ, Breteler MM. Silent brain infarcts and the risk of dementia and cognitive decline. N Engl J Med. 2003;348:1215–1222.
87. Uauy R, Valenzuela A. Marine oils: the health benefits of n-3 fatty acids. Nutrition. 2000;16:680–684.
88. Marcheselli VL, Hong S, Lukiw WJ, et al. Novel docosanoids inhibit brain ischemia-reperfusion-mediated leukocyte infiltration and pro-inflammatory gene expression. J Biol Chem. 2003;278:43807–43817.
89. Mukherjee PK, Marcheselli VL, Serhan CN, Bazan NG. Neuroprotectin D1: a docosahexaenoic acid-derived docosatriene protects human retinal pigment epithelial cells from oxidative stress. Proc Natl Acad Sci U S A. 2004;101:8491–8496.
90. Kim HY, Akbar M, Lau A, Edsall L. Inhibition of neuronal apoptosis by docosahexaenoic acid (22: 6n-3). Role of phosphatidylserine in antiapoptotic effect. J Biol Chem. 2000;275:35215–35223.
91. Calon F, Lim GP, Yang F, et al. Docosahexaenoic acid protects from dendritic pathology in an Alzheimer's disease mouse model. Neuron. 2004;43:633–645.

乳幼児期の鉄欠乏と長期にわたる神経および行動への影響

Long Lasting Neural and Behavioral Effects of Iron Deficiency in Infancy

Betsy Lozoff, John Beard, James Connor, Barbara Felt, Michael Georgieff, and Timothy Schallert

Abstract

乳幼児期は，鉄欠乏症と鉄欠乏性貧血症の危険性が高い。本総説では，乳幼児期の鉄欠乏の長期的影響をまとめた。就学前から青年期にかけての追跡調査では，持続性の神経生理学的相違と共に，認知機能，運動機能，および社会情緒的機能の乏しさが報告されている。動物モデルを用いた研究から，このような長期的影響についてのいくつかのメカニズムが指摘されている。これらのメカニズムは，脳発達期における鉄欠乏が脳神経代謝，ミエリン形成，神経伝達物質機能に影響することを説明しうる。

Key Words：行動，脳の発達，乳幼児，鉄欠乏，サル，げっ歯類

© 2006 International Life Sciences Institute
doi：10. 1301/nr. 2006. may. S34-S43

所属：Drs. Lozoff and Felt are with the Center for Human Growth and Development and the Department of Pediatrics and Communicable Diseases, University of Michigan, Ann Arbor, Michigan, USA; Dr. Beard is with the Department of Nutritional Sciences, The Pennsylvania State University, University Park, Pennsylvania, USA; Dr. Connor is with the Department of Neurosurgery, Hershey Medical Center, The Pennsylvania State University, Hershey, Pennsylvania, Dr. Geogieff is with the Department of Neonatology, University Minnesota, Minneapolis, Minnesota, USA; and Dr. Schallert is with the Department of Psychology, University of Texas, Austin, Texas, USA.

連絡先：Dr. Betsy Lozoff, Center for Human Growth and Development, 300 N. Ingalls, University of Michigan, Ann Arbor, MI48109; Phone: 734-764-2443; Fax: 734-936-9288; E-mail: blozoff@umich.edu.

◆ 序　論

鉄欠乏症は，単一栄養素の欠乏症としては最も一般的なものであり[1]，乳幼児は急激な成長過程にあり鉄の供給源が限られていることから，特に発症の危険性にさらされている[2]。鉄は，乳幼児の行動と発達に影響を及ぼしうる多くの中枢神経系プロセスに関与している[3]。本総説でわれわれは，ヒト乳幼児と発育中のげっ歯類の研究から，鉄欠乏症の長期にわたる影響とそれらを説明しうるメカニズムの可能性に焦点を当てた。

◆ ヒト乳幼児における研究

鉄欠乏の進行中または直後の変化

鉄欠乏の長期的影響とそれらを説明しうるメカニズムを考える基礎として，鉄欠乏の最中に乳幼児に現れる精神・運動・社会情緒的，および神経生理学的機能な相違を，まず簡単にまとめて紹介する。ヒト乳幼児における鉄欠乏に関してはかな

りの量の研究が存在するが，そこでは鉄以外の栄養状態はよく，正常な出生時体重で満期に生まれ，周産期に問題がなかった6～24カ月齢の児を対象にして行われている。これまでに少なくとも27に及ぶ関連研究（質にばらつきはある）が世界の国々で実施されている。2001年以前に発表されたケース・コントロールスタディと予防試験の結果はGrantham-McGregorとAni[4]のすぐれた総説にまとめられているので，ここでは個々の引用は行わなかった。成長阻害のリスクをおった乳幼児の試験は多くの場合，発展途上国において行われた鉄補給の対照試験であり，通常，その他の微量栄養素も組み合わせている[5-12]。しかしながら，長期の追跡調査の報告がまだないことから，これらの試験結果はここでは議論しない。この一連の研究も，最近の総説にまとめられている[13,14]。

鉄以外の栄養状態には問題がない鉄欠乏性貧血症の満期産児と，鉄の栄養状態がよい児を比較しているほとんどすべてのケース・コントロールスタディでは，鉄欠乏性貧血児の知的発達検査得点は，平均で6～15ポイント低かった。数少ない予防的研究のうち，チリにおけるわれわれの研究は，鉄補給の精神機能への影響を示した唯一のものであった[15]。補足的な鉄の投与を受けなかった乳幼児では，視覚認知・記憶作業（visual recognition memory task）において注視時間がより長かったことから，後のIQ値を予測するうえで指標となる高速情報処理能力が劣っていることが示唆された。運動発達の評価を含んだケース・コントロールスタディにおいては，ほとんどの研究で鉄欠乏性貧血症児の運動テスト得点が平均を6～17ポイント下回ることが示されている。デトロイトで実施された9カ月齢児における新しい研究では，全般的な運動発達と運動協調性／連続性において鉄の栄養状態が直線的な相関を持って影響することが示されている[16]。英国における集団調査では，8カ月齢児の95g/L未満の血中ヘモグロビン（Hb）濃度は，18カ月齢における歩行運動の発達遅延の予見因子であった[17]。栄養状態のよい満期産児における5つの予防的検討のうち，3つの検討で鉄補給が運動発達に有益であった[15,18,19]。

社会情緒的行動を調べたほとんどすべてのケース・コントロールスタディで，鉄が不足している貧血児の違い（例えば，警戒心，弱気，陰気，不満が強く，母親から離れない）が明らかになっている。鉄欠乏症予防を目的とした3つのランダム化試験のうちで，この領域を評価した2つの検討でも，社会情緒的な違いが報告されている。予防的に鉄剤を摂取しなかった検討のひとつでは，乳幼児は社交性領域で低い成績を示した[20]。チリにおけるわれわれの研究では，補足的な鉄を摂らなかった場合，社会的相互作用がない，前向きな情緒がない，他者への照らし合わせ（social referencing）がない，言葉または物によってなだめられない，玩具を取り上げても反抗しない，などの特徴を示すグループがより多くみられた[15]。予防的検討のひとつでは，社会情緒的効果が認められなかった[18]。神経生理学的な指標を検討した数少ないケース・コントロールスタディにおいては，聴覚系の神経伝達速度[21,22]，賦活睡眠時のレム（rapid eye movement）密度[23]，事象関連電位（ERP）による認知記憶[24]，および脳波図（EEG）による前頭相称性[25]に違いが観察された。ある研究では聴覚系の神経伝達の変化はみられなかった[26]。チリにおける検討では，家庭と検査室における自発運動活性に違いが認められたことから，鉄欠乏性貧血症は状況によって異なる応答を示すことが示唆された（すなわち，ストレスや検査室での不慣れによって運動性の低下が生じたと考えられた）[27,28]。

多くのケース・コントロールスタディでは，鉄による治療前と直後の評価を検討に加えている。大部分の研究は，鉄による治療の完了後（2～6カ月）でさえ，大多数の鉄欠乏性貧血児で行動と発達の違いが持続すると報告していた[4,13]。しかし3件の調査では，鉄の治療後に精神および／または運動テストの成績が，ときには劇的に，改善することが報告されていた[29-31]。

母親が著しい貧血でない限り，児は普通，母体の鉄欠乏状態から保護されているという旧来の考え方から，周産期（すなわち，妊娠後期と新生児期）における鉄の不足にはこれまでほとんど注意がはらわれなかった[32]。2件の研究では，周産期の鉄欠乏症が新生児の気分屋的な行動と関連する

ことを報告している．すなわち，一方の報告では，鉄欠乏症の母親から生まれた児は短気の度合いが高いことが示されている[33]．また，もう一方の報告[34]では，新生児の血中ヘモグロビン（Hb）と血清鉄（および一部フェリチン）のレベルの低さが否定的情動性のレベルの高さ・注意力の低さ・なだめにくさと相関していた．母乳栄養児を対象としたカナダにおける小規模無作為対照化試験では，早期（生後1〜6カ月）の鉄の補給が12カ月齢における運動発達と視力を向上させることを示した[19]．

母親に鉄欠乏がない場合でも，新生児の一部の集団には鉄欠乏のリスクがある．すなわち，糖尿病の母から出産した乳幼児，成長制限された新生児，および未熟児である[35]．鉄欠乏の早産児を対象にした唯一の発達的研究では，鉄欠乏性貧血症児においていくつもの反射神経の成熟遅滞が示されている[36]．糖尿病の母から生まれた満期産児では，ERPや行動テストで測定した認知記憶力が新生児期と生後12カ月を通して低かった[37-39]．これらの影響は血中のフェリチン濃度が低い児において顕著であった[40]．

乳幼児期以降の長期的影響

地球レベルの影響と結果：出産後早い時期の鉄欠乏が長期的に及ぼす影響を検討した特徴的な研究がいくつか知られている．これらの研究（そのほとんどは就学前の遅い時期，または就学後の早い時期に行われた）では，貧血症（おそらく鉄欠乏によると考えられたもの），鉄欠乏性貧血症，または乳幼児期の重度な慢性鉄欠乏症による貧血以外の症状を示す児童を追跡調査した．鉄欠乏症は経済的にめぐまれない条件におかれた家庭環境で起こりやすいため[41]，背景要因を調整することは追跡結果を解釈するうえで重要なポイントであり，各々の研究をまとめる際に明記した．

少なくとも6件の追跡調査で，就学前の遅い時期の影響が検討された．ひとつはイスラエルの幼児で行われた比較的大きな集団を対象にしたもので，9カ月齢におけるHb濃度の確認後，彼らの発達を2，3，5歳で評価した（対象はそれぞれ，873，388，239人）[42]．鉄欠乏の状態については血中Hb濃度のみで評価しているが，それでも鉄欠乏症は広範囲にわたっており，貧血症は鉄欠乏によるものであると考えられた．基本的な背景因子の影響を統計的に調整したところ，9カ月齢におけるHb濃度は5歳でのIQと相関していた（2歳と3歳でも傾向が認められた）．5歳における10g/LのHb濃度の増加は，1.75ポイントのIQスコアの増加につながった[42]．フランスの移民第一世代集団を対象にした別の研究では，10カ月齢から4歳（$n=147$）までの子供を追跡調査した[43]．10カ月齢での鉄欠乏性貧血症はその後の発達と相関しなかったが，使用された血中の鉄測定法は1歳未満の児ではその解釈がむずかしい可能性がある．しかし，背景因子を調整した場合，2歳での細胞Hb平均濃度は，2歳における全体的発達，運動，社会性指数，および4歳における全体的発達指数と明らかに関係していた．もうひとつ，ユーゴスラビアで高レベルの鉛の影響調査との関連で実施された就学前の追跡調査がある．児童を出生から4歳まで追跡調査し，6，12，18，24カ月齢[44]，および3歳と4歳[45]（乳幼児期，$n=392$；3歳，$n=388$；4歳，$n=332$）で血液学的に検査した．6カ月齢，および36カ月齢でのHb濃度は，4歳でのIQと関係していた．すべての調査結果は，家庭観察による環境測定（Home Observation for Measurement of the Environment：HOME）スコア，母親のIQ，鉛レベルの測定結果，および出生時体重，性別，親の教育レベル，職業といった一般的要因を含む包括的な背景変数をコントロールして行われた．以下の2つの就学前の追跡調査は，一連の検査項目，包括的な背景データ，および複数回の鉄の状態検査などの点で類似している．われわれが実施したコスタリカの研究では，乳幼児期の鉄の状態が異なる児を5歳で評価した[46]．鉄欠乏症であったすべての児童には乳幼児期に鉄が処方されており，治療後，またはそれ以降の経過期間において鉄欠乏性貧血症のものはいなかった．191名の乳幼児のうち，163名（85％）を5歳で検討した．母親のIQ，HOMEスコア，および児の鉛レベルから成る背景変数で調整したところ，中程度の鉄欠乏性貧血症集団（$n=30$）では，動作性IQ（performance IQ）（定量

性，就学前集団，認知速度，Woodcock Johnson の視覚調和下位テスト），視覚運動統合（visual motor integration），および粗大運動と微細運動のパフォーマンス（gross and fine motor performance）においてテストスコアが低かった。そのうえ，乳幼児のHbレベルが100g/L以上であっても，鉄欠乏症の生化学指標が鉄の治療で完全には修正されなかった場合も，それらの児童（$n=18$）には同様な能力の低下が認められた。これらの集団は，以降の分析において慢性で重篤な鉄欠乏症集団に統合して取り扱った。5歳の時点の構築された母子相互関係において，彼らは身体活動，ポジティブな情動，言語化，および互恵的な相互作用のレベルが低かった[47]。De Andracaら[48]は，5〜6歳のチリの児童77名（41名は乳児期において鉄欠乏症貧血症に罹患，29名は非貧血）について検討した。鉄欠乏性貧血症であった集団では，IQ，心理教育的能力，視覚運動統合，および言語能力が低かった。さらに非常に熟練した神経科医による評価において，彼らは神経学的にも未熟であることが示された。神経学的成熟度と背景要因による調整を行った場合でも，心理教育的能力，言語能力，および微妙な運動能力においての違いは統計学的に有意なものであった[48]。

上記の就学前児童の追跡調査では，乳児/小児期（0歳から4歳くらいまで）に鉄欠乏症があると確認された児童を対象としているが，鉄欠乏の原因はおそらく低い食事からの摂取，急成長，場合によっては出生時の低い鉄蓄積量などであろう。出生時の鉄の状態（臍帯血中のフェリチン濃度）の直接測定と数年後の発達を関連づけた研究は1件だけであった[49]。この278名の米国児童の集団では，臍帯血中フェリチン濃度が下位25%に属する児童は，5歳の時点の言語能力，微妙な運動技術，および素直さで低いスコアをつけた。

就学児のアウトカムについては，すくなくとも4つの報告がある。一番最初の研究は，要約でのみの発表であるが[50]，満期出産の米国児童を7歳で評価している。彼らは鉄剤の筋注を受け，乳幼児期に貧血でなかった29名と6〜18カ月齢に貧血症（Hb濃度=61〜95g/L）になった32名であった。過去に貧血であった児童は，神経学的微症状（soft neurologic sign），例えば不器用さ，不注意，活動過多を示し，彼らのIQは平均で6ポイント低かった。前述のイスラエルにおける研究では，集団の一部を2年生で再評価している[51]。9カ月齢において貧血であった20名（Hb濃度<105g/L）と非貧血だった56名（Hb濃度>115g/L）の児童を対象として，教師による行動の評価を受けた。母親のIQ，HOMEスコア，鉛レベルを含む包括的な背景特徴で調整したところ，教師は，学習と前向きな課題志向性において，過去に貧血であった集団を有意に低く評価した[31]。

長期的アウトカムについては，フロリダ州全体で実施されたもうひとつの重要な研究がある[52]。WICプログラム（Women, Infant, and Children program）によるHb濃度スクリーニングで乳幼児期の貧血症を判定し，それと連動して，フロリダ州教育省の基準に基づき，軽度または中程度の知能障害と判定された場合，10歳で特殊学級に編入させた。この研究には，Hb濃度だけを鉄の状態を判定する基準にしたという限界はあるが，この研究は乳幼児期の貧血症（おそらく鉄欠乏症によるもの）を，知能障害のリスク，あるいは特殊学級への編入と関連づけ，それを全住民の学齢期児童（$n=3,771$）に適用した点で，ほかに例をみない。基本的な背景特徴要因を調整した場合，WICプログラムにエントリーした時点のHbが1ポイント低くなるごとに，特殊学級編入のリスクは1.28倍増加した。

10歳以降の追跡調査が1件だけ知られている。われわれは思春期早期（11〜14歳）を対象にして上述のコスタリカ・コホートの167名の児童（原集団乳幼児の87%）を再評価した[53]。ここでもまた，包括的な背景要因で調整した場合，重篤な慢性鉄欠乏症の治療を受けた48名の子供は，処置の前後共に，または前あるいは後いずれかで，乳幼児期に鉄の状態が良好であった114名の子供と比較して，計算と書く能力，および運動機能が低下していた。留年，特殊学級編入，または個別指導の割合は，2〜3倍高かった。情動，および社会情緒的な違いが依然観察された。過去に鉄欠乏であった子供の両親と教師は，いくつかの領域で子供の振る舞いに問題があると評価し，子供の不

安/落ち込み，社会性，および注意力に関する問題についての心配が増加したことを認めている。包括的な背景要因で調整した成長曲線分析（hierarchical linear modeling）では，11歳から14歳（最後の評価時期）を通して，運動スコアのキャッチアップは認められず[54]，19歳までを通して，知能スコアの格差が広がっていた[55,56]。乳幼児期にスコアが平均的であったか，または低かったかに関係なく，これらの傾向は観察された。知能スコアの格差の広がりは，より不利な条件に置かれた家庭の子供に特に顕著であった。

　神経認知と神経生理学的転帰：世界中で検討されたにもかかわらず，乳幼児期の鉄欠乏症がどの特定の過程に影響を与える可能性があるかについては，ほとんど示唆が得られていない。神経認知と神経生理学的転帰に関する情報を提供するために，われわれはそのような指標をコスタリカとチリにおける追跡調査に組み込んだ。いまでは，いずれの長期的研究においても，似かよった脳-行動上の検討体制を用いている。チリとコスタリカのいずれにおいても，乳幼児期に鉄欠乏性貧血症，または重篤な慢性鉄欠乏症の徴候を示した子供では，なんらかの認識機能テストの能力低下が示された。11〜14歳のコスタリカの子供では，タキストスコープを用いた瞬間露出検査の評価，空間記憶，および選択的注意において能力が低かった[53]。5歳と10歳におけるチリでの追跡調査，および19歳におけるコスタリカでの追跡調査では，過去に鉄が不足していた子供は，実行機能作業（特に抑制と計画を必要とするもの）で成績が悪かった[57,58]。

　チリ研究において，われわれは聴覚脳幹反応（ABR）と視覚誘発電位（VEP）を使って，4歳で子供を評価した[59]。乳幼児期に鉄欠乏性貧血症であった集団（n=41）は，非貧血だった子供（n=43）と比較して，ABR潜時とVEP潜時が長かった。影響は深刻で，1SDから1.2SD程度であった。乳幼児期に鉄欠乏性貧血症であった27名の子供と，非貧血だった28名の子供の終夜睡眠試験で，睡眠ポリグラフを記録した。レム潜時，夜間のレム睡眠エピソードの継続時間とそのパターン，夜の早い時間における徐波睡眠の継続時間，孤立したレム睡眠指数と非孤立のレム睡眠指数，およびレム睡眠間の間隔などの，睡眠/覚醒サイクルの測定結果に多くの違いが認められた[60]。挙動記録装置を使って，48時間にわたる自発運動活性も評価した。主な発見は，特に日中と夜間の種々の状態の持続時間で，過去に鉄欠乏性貧血症であった子供の同一個体内の変動が全体的に増加することであった[61]。終夜睡眠試験と挙動記録装置による記録結果から，鉄欠乏性貧血症が24時間サイクルを構成する体内時間秩序の重要な要素を変える可能性があることを示していた。ABRとVEPの調査結果は，物理的/社会的環境からの学習にとって不可欠であるこれら2つの感覚システムの神経伝達に長期にわたる変化が生じたことを示していた。

　このように，世界中の国々から出された研究は，長期的転帰について大体矛盾のない結果を示している。おそらく乳幼児期の鉄欠乏によって生じた鉄欠乏性貧血症，重度の慢性鉄欠乏症，または貧血症の子供は，乳幼児期に鉄の状態がよかった子供に比べて，成績の劣った状態を持続する。彼らは，就学前，学齢期，および思春期を通じて，知能，運動，および社会情緒的機能テスト全般と，特定の神経認知テストにおいて成績が劣った。神経生理学的な違いは就学前を通して観察され，さらにチリの集団における10歳での追跡調査は，この違いが10歳まで持続することを示唆していた。鉄欠乏症の典型例としてはめぐまれない環境で起こるものがよく知られているが，多種多様な設定における背景要因を調整しても，紹介した知見はいくつかの追跡調査の結果でも統計学的に有意であった。しかしながら，鉄欠乏症が劣悪環境に集中していることから，ケースコントロールした長期追跡調査から因果関係について自信を持って推測することができない。一方，調査結果が一貫しているという事実は，みられた影響が重度の慢性鉄欠乏症やなんらか密接に関連した未確認の要素に起因することを示唆している。

◆ げっ歯類を用いた初期鉄欠乏症モデルの開発

　動物実験では，他の環境条件を合わせたうえで

実験的に誘発する鉄欠乏症の影響を研究することができる。すなわち、動物実験は鉄欠乏症によって行動と発達に短期および長期にわたる変化が生じるかどうかを決定するうえで特別な役割を果たしている。動物モデルはまた、中枢神経系の発達に対する鉄欠乏症の影響について直接的な情報を提供し、これにより、ヒトでの長期の観察結果を解釈する助けとなる。近年の爆発的な基礎科学の発展から重要な新情報が得られてきた。これらの調査は、妊娠と授乳期間における鉄欠乏症が脳内の鉄を減少させるだけでなく、その程度は脳の領域によって大きく異なることを明らかにした[3,62,63]。このような研究はまた、長期にわたる影響のメカニズムについても方向性を示している。現在検討中の経路は相互に作用しあっているが、ここでは単純に代謝、ミエリン形成、および神経伝達物質機能にわけて紹介する。しかしながら、最近の研究において、遺伝子とタンパク質プロファイルの変化が示されたことも特筆の価値がある[64]。

発達における鉄欠乏症と脳内代謝

発達や代謝活動にはピーク期間があることから[65]、特定の脳内の領域や発達・代謝過程には、脳内代謝を支える基質の欠乏による影響の受けやすさに違いがある。そのような基質のひとつとして、われわれは鉄を想定している。タンパク質構造体（例えばシトクロムや鉄―硫黄含有タンパク質）への鉄結合の破綻とそれによるタンパク質分解、および機能損失の例に示されるように、鉄欠乏症で最も詳しく記述されている影響は、タンパク質翻訳後の過程に生じるものである。この考え方によれば、鉄欠乏状態が脳と行動にもたらす結末は、脳内代謝マップという素地のうえに、タイミング、重症度、および継続期間が折り重なったもの[66]であることが予見される。

ヒトでの鉄欠乏症は、乳幼児期後期/幼児期（2～4歳くらいまで）で最も多い。この時期は、脳内におけるミエリン形成、神経樹状突起形成、およびシナプス形成と同時に、海馬と皮質領域の発達がピークを迎える時期として特徴づけられている。ラットの研究から、海馬形成は発達初期の鉄欠乏症の影響を受けやすいことが指摘されている。鉄欠乏ラットの脳において、ニューロン代謝マーカーであるチトクロムC酸化酵素（CytOx）の損失は、代謝活性が高い海馬領域であるCA1とCA3、および皮質領域の前頭葉で最も顕著であった[67]。その後、核磁気共鳴（NMR）分光法は、鉄欠乏によって誘発された代謝変化が、休息時の海馬では広範囲で長期的であり、思春期を通して継続していることを示した[68]。鉄欠乏症はまた、その後の鉄充足にもかかわらず、授乳中期から青年期における海馬領域CA1の錐体細胞の樹上突起形成（高エネルギー代謝が必要とされる応答）に影響を与えていた。この結果は、鉄欠乏症が認知記憶処理に関係する脳領域での微小管の拡張と収縮に必要な足場（scaffolding）タンパク質の異常を引き起こすことを示唆している[69]。このように、シナプスの可塑性の基盤にあるシナプス形成時の樹状突起の伸長とリモデリングにおいて、鉄は局所における調節を効果的に行っているようである[70]。海馬と皮質で認められた鉄欠乏によって誘導される代謝と構造の変化が、ほかの脳領域にも同様にあてはまるかどうかはまだ解明されていない。とはいえ、海馬と皮質の機能不全が、若年期に鉄を欠乏したラットで観察される空間学習機能不全の基礎をなすと仮定することは合理的である。

発達における鉄欠乏症とミエリン形成

発育中のラットでは、鉄欠乏症はミエリンに直接的な影響を及ぼすが、それには脂質およびタンパク質の減少も含まれている[71-75]。ここでも、その影響は長期・持続的である[76]。発達時に鉄が不十分であったラットは、6カ月齢（ラットにおける成熟期）においてもミエリンの欠陥が明らかであった。ミエリン量の一般的な減少に加えて、ミエリンのコンパクションやその他の機能に関与している個々のミエリンタンパク質およびリン脂質にもそれぞれに影響を与えた。これらの持続的なミエリンの欠陥は、成熟期にミエリン分画と脳全体の鉄濃度が正常値になっても観察された。したがって、これらのデータは、脳内鉄の濃度を最終的に正常化することよりも、初期の脳発達期間における鉄欠乏が起こる時期、および/または鉄供

給の状態がより重要であることを示している。

　これらの長期にわたるミエリンの影響の説明のひとつとして，発達期の鉄欠乏によって成熟期脳内のオリゴデンドロサイトが減少することが考えられる。鉄欠乏症がオリゴデンドロサイトの前駆細胞の増殖とオリゴデンドロサイトの生成に影響を及ぼすことを示唆する証拠が少しずつ集まってきている[77]。さらに，鉄欠乏症は，脳内のオリゴデンドロサイト細胞群が正常であることの反映であるトランスフェリンとトランスフェリンmRNAを減少させる[78,79]。しかしながら，オリゴデンドロサイトの数が軸索のミエリン化のためには十分でないという考えと，鉄がなかったために発達の重要な段階でオリゴデンドロサイトの代謝が障害されたという考えがあり，まだよくわかっていない。オリゴデンドロサイト数が少なければ鉄欠乏の治療効果には限度があるため，この点は将来の研究が問題にするべき重要な課題である。

発達における鉄欠乏症と神経伝達機能

　神経伝達系の成熟は鉄欠乏症のハイリスク期間と同時期であり，さらに鉄は神経伝達物質合成に関係する多くの酵素にとって不可欠である[80]。これらには，トリプトファンヒドロキシラーゼ（セロトニン）とチロシン水酸化酵素（ノルエピネフリンとドーパミン）も含まれる。げっ歯類モデルを用いた過去10年にわたる研究から，以下の点が明らかとなっている。1）ドーパミン作用性ニューロンは，脳全域で鉄と共通の場所に分布している，2）鉄が不足しているラットの脳内では，細胞外のドーパミンおよびノルエピネフリン濃度が上昇する，3）D_2レセプター密度，D_1レセプター密度，およびドーパミン輸送体は，食事性の鉄欠乏症によって変化する，4）これらパラメータの変化の程度と，検討された脳領域における鉄欠乏の程度には強い関係がある[3]。さらに，新しい研究においてもセロトニン輸送体とノルエピネフリン輸送体密度が食事性の鉄欠乏症によって変化することが示されており[62,63,81,82]，したがって，鉄欠乏症の影響はすべてのモノアミン輸送体に及ぶ。これらの変化が鉄充足後の成人期において持続するかどうかが最近調べられた[63]。検討の結果，黒質におけるD_2レセプター密度，および視床外側核と視床網様核，不確帯におけるセロトニン輸送体SERTが低いままであることが示された。細胞レベルの鉄のキレート実験では，タンパク質全体の代謝回転に影響しないが，細胞からのドーパミン輸送体の急速な損失を生じさせる[83]。

　初期の鉄欠乏症が脳内の鉄および神経伝達物質に与える影響は，その評価時期や鉄欠乏症の重症度に依存している。例えば，妊娠期間中わずかな鉄の欠乏があっても，授乳期後半に至るまで仔ラットの脳内鉄含量には著しい変化を生じさせない[62]。しかしながら，局所の鉄変化が検出されるより先に，線条体ドーパミン輸送体であるD_2Rとカテコールアミンの上昇が観察される。離乳期までの脳内の鉄とカテコールアミン含量は，対照と比べて20〜30％低下することから，先行する濃度上昇は鉄欠乏症に対する"適応"反応であることが示唆される。

　これら神経伝達物質の変化のうちのいくつかは，最近見いだされた，初期の鉄欠乏がThy1タンパク質（ニューロン表面に存在し，鉄反応性）に及ぼす影響と関係しているかもしれない[84]。食事性の鉄欠乏症モデルでは，Thy1は鉄が不足しているラットの脳内で減少した[85]。Thy1の不足は神経伝達物質の放出とシナプス効力に影響する可能性があり，鉄不足のラットで生じるさまざまな神経細胞間の情報伝達異常に関与しているかもしれない。Thy1の減少はおそらく発達過程で起こっており，鉄欠乏の副作用が脳に"配線され"ているとすれば，それを克服するのは困難かもしれない。

ラットにおける長期の行動変化

　発達期のラットを用いた初期の鉄欠乏モデルにみられるいくつかの長期的な行動変化は，ドーパミン作動性の特定の初期傷害に関するそれ以前の実験的検討結果とよく呼応する。新生児期のドーパミンニューロンへの傷害は，成人期に慢性空間学習と注意欠陥の障害を生じさせる[86-88]。ドーパミン作動性終末に初期の損失を持つ動物は，プール壁面から離れた水面下に足場のある水中迷路実験で，壁に沿って脱出ルートをさがす最初の反応をずっとやり続ける。同様な行動は，発達時に鉄

欠乏症のラット，および海馬に障害を持つ成熟期ラットでも観察される[89]。足場をみつけるための適応行動と学習が，それを上回る強勢反応によって妨げられており，行動の柔軟性が失なわれていることを反映するものと考えられ，これはおそらく不安の増加と関係しているかもしれない[63,90]。強勢反応阻害能力を開拓するように設計した他の行動テストにおいても，ドーパミン作動性終末に損失を持つ動物は，いわゆる"実行機能"と呼ばれる機能が障害されていることが示されている[88]。

ドーパミン作用性の初期障害は，認識機能と同様に情動的な反応にも影響を及ぼす。新生仔期にドーパミンが減少したラットは，新しい環境に入ること，または慣れた環境外で新しい課題に取り組むことをためらう。新生仔期のドーパミン終末の損傷は，なじみの薄い環境における新しい対象と経験に対しては終生過反応するようになるが，同じ刺激に対して，慣れた飼育ケージ内では正常に反応する。この場合もやはり，この行動パターンは鉄を欠乏した発達ラットモデルでも観察される[63]。新生仔期のドーパミン作動性障害や皮質障害では，慢性的な注意力散漫傾向があり，これは特になじみが薄い状況で著しい[88,91,92]。このように，ドーパミンとそれに関連する経路に起こる早期の変化は，前後関係（context）に依存する注意反応と感情反応に長期の影響を及ぼす。

障害の原因が初期の鉄欠乏症による誘導であるか薬理的損傷であるかとは無関係に，周産期の黒質線条体ドーパミンニューロン，または内在性線条体や皮質線条体ニューロンに起きた特定の障害は，ラットの微細運動，粗大運動，運動プラン，および感覚の欠損を生じさせる[63,86,88,93-96]。これらのデータは，乳幼少期の鉄欠乏症がドーパミン作動性，および皮質線条体機能の慢性障害につながるという仮説をさらに支持している。加えて，鉄状態が回復しても，影響を受けた動物の脳はそれ以降のストレスや加齢に伴う前脳衰退といった障害に対して慢性的に脆弱である可能性がある[88]。

◆ 基礎科学の知見とヒトにおける
　長期的影響の関連

いままでに知られているヒト乳児の鉄欠乏症に関する長期の追跡調査研究において，ミエリン形成の変化に最も関係すると思われる所見は，聴覚と視覚における伝導の遅れである[59]。これらの感覚系は両者とも鉄が欠乏する時期に急速なミエリン形成をしており，同時にこれらの感覚系は学習と社会的相互関係のために重要である。ミエリンのコンパクションの欠損は，長期にわたる聴覚電位と視覚誘発電位の伝導の遅れに直接関与する可能性がある。この時期には多くの脳内システムがミエリン形成をしているため，ほかの脳内影響が生じる可能性も考えられる。したがって，ミエリン形成の障害は，ほかの成績の劣等さの原因となる可能性もある。

鉄欠乏症リスクの高い乳幼児（母親の糖尿病のため）では，認知記憶力が乏しいという調査結果は，海馬とそれに関連した中枢神経系の成分に対する鉄欠乏の影響と符合するように思われる[38]。神経伝達物質の機能の変化の関連では，社会情緒性と神経認知性に関する発見のいくつかは，ドーパミン系と海馬に対する初期の鉄欠乏の影響を考慮に入れると納得がゆく。ドーパミンは，行動の活性化と抑制のシステムおよび個々人の固有の報酬を経験する程度において，中心的役割を演じる。鉄欠乏性貧血症児における感情の変化（警戒心，ためらい，前向きさの欠如），社会的参照の欠如，さらになんの反抗もなく玩具を取り去ることができるという所見もこの文脈でつじつまが合う。加えて，家庭と検査室における自発運動の違いから，鉄欠乏性貧血症の子供は状況によって異なる応答を示すこと，すなわち，ストレスや検査室のなじみのなさからくる運動量の減少が示唆される。

したがって，鉄欠乏症が，エネルギーの減少，グリア機能障害，モノアミン回路活性化の変化などを通して脳の構造と機能の初期発達に必要不可欠な樹状突起の分岐といった，経験に依存するプロセスを変化させる，と考えるのが妥当である[69,94]。鉄欠乏が持続している間は，発達の軌道は保留状態，遅延状態，または同調性のない状態におかれ，その結果，脳発達の遅れまたはブロックが起こるのかもしれない。これらのプロセスに可塑性があるかぎり，鉄欠乏症からの回復には多少の可能性がある。しかしながら，ついにはチャ

ンスに向けた発達時間窓は閉じ，遺伝子の代謝プログラミングのうえに鉄欠乏によって誘導された変更が修正されなければ，これら脳発達の遅れはより永久的なものとなる可能性がある。

変化を余儀なくされた乳幼時期の行動や発達は，介護環境での人間関係の変化をもたらす可能性もある。慢性的重度鉄欠乏症のヒト乳幼児にとっては，遅れた，または時宜を失した感覚入力が認識，運動，感情の変化とあいまって，児の物理的，社会的環境との関係に悪影響を及ぼし，その結果，すでに危うくなった発達がさらに悪化するかもしれない[97-99]。鉄不足の乳幼児が，介護者から養育に前向きな関係を引き出し，またはその恩恵を受けることができなければ，子供にとっては最適な発達をうながすような向上的な経験を得る機会がさらに少なくなる。時間と共に，発達中の脳に対する鉄欠乏の直接的な影響と環境入力の制限による間接的な影響が組合わさり，より不幸な長期的な行動と発達の遅れが生じるかもしれない[13]。

謝辞：Dr. Lozoff は，主任研究員として，米国国立衛生研究所から，プログラムプロジェクト補助金 (Brain and Behavior in Early Iron Deficiency の P01 HD39386) を受けた。長期の影響についてわれわれの考えに貢献した the Brain and Behavior in Early Iron Deficiency Program Project に参加している調査者の全グループに感謝する。

（訳／中村吉孝）

1. Beard J, Stoltzfus R. Iron-deficiency anemia: reexamining the nature and magnitude of the public health problem. J Nutr. 2001;131:563S-703S.
2. Leung AKC, Chan KW. Iron deficiency anemia. Adv Pediatr. 2001;48:385-408.
3. Beard JL, Connor JR. Iron status and neural functioning. Ann Rev Nutr. 2003;23:41-58.
   Grantham-McGregor S, Ani C. A review of studies on the effect of iron deficiency on cognitive development in children. J Nutr. 2001;131:649S-668S.
5. Black MM, Baqui AH, Zaman K, et al. Iron and zinc supplementation promote motor development and exploratory behavior among Bangladeshi infants. Am J Clin Nutr. 2004;80:903-910.
6. Pollitt E, Schurch B. Developmental pathways of the malnourished child: results of a supplementation trial in Indonesia. Eur J Clin Nutr. 2000;54:S1-S114.
7. Stoltzfus RJ, Kvalsvig JD, Chwaya HM, et al. Effects of iron supplementation and anthelmintic treatment on motor and language development of preschool children in Zanzibar: double blind, placebo controlled study. BMJ. 2001;323:1389-1393.
8. Heywood A, Oppenheimer S, Heywood P, et al. Behavioral effects of iron supplementation in infants in Madang, Papua New Guinea. Am J Clin Nutr. 1989;50:630-640.
9. Lind T, Lonnerdal B, Stenlund H, et al. A community-based randomized controlled trial of iron and zinc supplementation in Indonesian infants: effects on growth and development. Am J Clin Nutr. 2004;80:729-736.
10. Siegel EH, Stoltzfus RJ, Kariger PK, et al. Growth indices, anemia, and diet independently predict motor milestone acquisition of infants in south central Nepal. J Nutr. 2005;135:2840-2844.
11. Kariger PK, Stoltzfus RJ, Olney D, et al. Iron deficiency and physical growth predict attainment of walking but not crawling in poorly nourished Zanzibari infants. J Nutr. 2005;135:814-819.
12. Black MM, Sazawal S, Black RE, et al. Micronutrient supplementation leads to improved development and behavior among infants born small-for-gestational age. Pediatr Res. 2002;51:2565.
13. Lozoff B, Black M. Impact of micronutrient deficiencies on behavior and development. In: Pettifor J, Zlotkin SH, eds. Nutrition-Micronutrient Deficiencies during the Weaning Period and the First Years of Life. 2003; Basel: Karger; 119-135.
14. Sachdev H, Gera T, Nestel P. Effect of iron supplementation on mental and motor development in children: systematic review of randomised controlled trials. Pub Health Nutr. 2005;8:117-132.
15. Lozoff B, De Andraca I, Castillo M, et al. Behavioral and developmental effects of preventing iron-deficiency anemia in healthy full-term infants. Pediatrics. 2003;112:846-854.
16. Shafir Liberzon T, Angulo-Barroso R, Calatroni A, et al. Iron deficiency affects motor development in 9-month-old infants. Pediatr Res. 2005;57:1731.
17. Sherriff A, Emond A, Bell JC, et al. Should infants be screened for anaemia? A prospective study investigating the relation between haemoglobin at 8, 12, and 18 months and development at 18 months. Arch Dis Child. 2001;84:480-485.
18. Moffatt MEK, Longstaffe S, Besant J, et al. Prevention of iron deficiency and psychomotor decline in high risk infants through iron fortified infant formula: A randomized clinical trial. J Pediatr. 1994;125:527-534.
19. Friel JK, Aziz K, Andrews WL, et al. A double-masked, randomized control trial of iron supplementation in early infancy in healthy full-term breast-fed infants. J Pediatr. 2003;143:582-586.
20. Williams J, Wolff A, Daly A, et al. Iron supplemented formula milk related to reduction in psychomotor decline in infants for inner city areas: randomised study. BMJ. 1999;318:693-698.
21. Roncagliolo M, Garrido M, Walter T, et al. Evidence of altered central nervous system development in infants with iron deficiency anemia at 6 mo: Delayed maturation of auditory brain stem responses. Am J Clin Nutr. 1998;68:683-690.
22. Li YY, Wang HM, Wang WG. The effect of iron deficiency anemia on the auditory brainstem response in infant. Natl Med J China. 1994;74:367-369.
23. Algarin C, Peirano P, Garrido M, et al. Iron deficient anemic infants have decreased rapid eye move-

ments density in active sleep [abstract]. Sleep. 2003;(suppl):A146.
24. Burden MJ, Armony-Sivan R, Westerlund A, et al. *Preliminary Findings from an ERP Study of Memory Processing in Iron Deficient Infants.* Presented at the International Conference on Information Systems; December 12–15, 2004; Washington, DC.
25. Abrams JM, Jacobson SW, Lozoff B, et al. EEG correlates of iron deficiency in infancy. Pediatr Res. 2005;57:1287.
26. Sarici SU, Serdar MA, Dundaroz MR, et al. Brainstem auditory-evoked potentials in iron-deficiency anemia. Pediatr Neurol. 2001;24:205–208.
27. Angulo-Kinzler RM, Peirano P, Lin E, et al. Spontaneous motor activity in human infants with iron deficiency anemia. Early Hum Dev. 2002;66:67–79.
28. Angulo-Kinzler RM, Peirano P, Lin E, et al. Twenty-four hour motor activity in human infants with and without iron-deficiency anemia. Early Hum Dev. 2002;70:85–101.
29. Idjradinata P, Pollitt E. Reversal of developmental delays in iron-deficient anaemic infants treated with iron. Lancet. 1993;341:1–4.
30. Akman M, Cebeci D, Okur V, et al. The effects of iron deficiency on infants' developmental test performance. Acta Paediatr. 2004;93:1391–1396.
31. Antunes H. *Iron Deficiency Anaemia in Infants - A Prospective Neurodevelopment Evaluation.* University of Portugal; 2004.
32. Allen LH. Anemia and iron deficiency: effects on pregnancy outcome. Am J Clin Nutr. 2000;71:1280S–1284S.
33. Vaughn J, Brown J, Carter JP. The effects of maternal anemia on infant behavior. J Natl Med Assoc. 1986;78:963–968.
34. Wachs TD, Pollitt E, Cuerto S, et al. Relation of neonatal iron status to individual variability in neonatal temperament. Dev Psychobiol. 2005;46:141–153.
35. Rao R, Georgieff MK. Perinatal aspects of iron metabolism. Acta Paediatr Suppl. 2002;91:124–129.
36. Armony-Sivan R, Eidelman AI, Lanir A, et al. Iron status and neurobehavioral development of premature infants. J Perinatol. 2004;24:757–762.
37. Nelson CA, Wewerka SS, Borscheid AJ, et al. Electrophysiologic evidence of impaired cross-modal recognition memory in 8-month-old infants of diabetic mothers. J Pediatr. 2003;142:575–582.
38. Nelson CA, Wewerka S, Thomas KM, et al. Neurocognitive sequelae of infants of diabetic mothers. Behav Neurosci. 2000;114:950–956.
39. DeBoer T, Wewerka S, Bauer PJ, et al. Explicit memory performance in infants of diabetic mothers at 1 year of age. Dev Med Child Neurol. 2005;47:525–531.
40. Siddappa AM, Georgieff MK, Wewerka S, et al. Iron deficiency alters auditory recognition memory in newborn infants of diabetic mothers. Pediatr Res. 2004;55:1034–1041.
41. Lozoff B. Has iron deficiency been shown to cause altered behavior in infants? In: Dobbing J, ed. *Brain, Behaviour, and Iron in Infant Diet.* New York: Springer-Verlag; 1990; 107–131.
42. Palti H, Pevsner B, Adler B. Does anemia in infancy affect achievement on developmental and intelligence tests? Hum Biol. 1983;55:189–194.
43. Dommergues JP, Archambeaud B, Ducot Y, et al. Iron deficiency and psychomotor development scores: A longitudinal study between ages 10 months and 4 years. Arch Fr Pediatr. 1989;46:487–490.
44. Wasserman G, Graziano JH, Factor-Litvak P, et al. Independent effects of lead exposure and iron deficiency anemia on developmental outcome at age 2 years. J Pediatr. 1992;121:695–703.
45. Wasserman GA, Graziano JH, Factor-Litvak P, et al. Consequences of lead exposure and iron supplementation on childhood development at age 4 years. Neurotoxicol Teratol. 1994;16:233–240.
46. Lozoff B, Jimenez E, Wolf AW. Long-term developmental outcome of infants with iron deficiency. N Engl J Med. 1991;325:687–694.
47. Corapci F, Radan AE, Lozoff B. Iron deficiency in infancy and mother-child interaction at 5 years. J Behav Dev Pediatr. 2006; In press.
48. De Andraca I, Walter T, Castillo M, et al. *Iron Deficiency Anemia and Its Effects upon Psychological Development at Preschool Age: A Longitudinal Study.* Nestlé Foundation Nutrition Annual Report (1990). Vevey, Switzerland: Nestec Ltd; 1991; 53–62.
49. Tamura T, Goldenberg RL, Hou J, et al. Cord serum ferritin concentrations and mental and psychomotor development of children at five years of age. J Pediatr. 2002;140:165–170.
50. Cantwell RJ. The long term neurological sequelae of anemia in infancy. Pediatr Res. 1974;342:68.
51. Palti H, Meijer A, Adler B. Learning achievement and behavior at school of anemic and non-anemic infants. Early Hum Dev. 1985;10:217–223.
52. Hurtado EK, Claussen AH, Scott KG. Early childhood anemia and mild or moderate mental retardation. Am J Clin Nutr. 1999;69:115–119.
53. Lozoff B, Jimenez E, Hagen J, et al. Poorer behavioral and developmental outcome more than 10 years after treatment for iron deficiency in infancy. Pediatrics. 2000;105:E51.
54. Shafir T, Angulo-Barroso R, Calatroni A, et al. Effects of iron deficiency on patterns of motor development over time. Submitted manuscript
55. Lozoff B, Smith J, Liberzon T, et al. Longitudinal analysis of cognitive and motor effects of iron deficiency in infancy. APA Plenary Presentation. Pediatr Res. 2004;55:23A.
56. Lozoff B, Jimenez E, Walter T. Double burden of iron deficiency and low socio-economic status: a growth curve analysis of cognitive test scores to 19 years. Arch Pediatr Adolesc Med. 2006; In press.
57. Peirano P, Algarin C, Garrido M, et al. Cerebral executive function in preadolescents is affected by iron deficiency in infancy. Pediatr Res. 2004;55:279A.
58. Burden M, Koss M, Lozoff B. Neurocognitive differences in 19-year-olds treated for iron deficiency in infancy. Pediatr Res. 2004;55:279A.
59. Algarin C, Peirano P, Garrido M, et al. Iron deficiency anemia in infancy: Long-lasting effects on auditory and visual systems functioning. Pediatr Res. 2003;53:217–223.
60. Peirano P, Algarin C, Garrido M, et al. Iron deficiency anemia (IDA) in infancy is associated with altered sleep states organization in early childhood. Submitted manuscript
61. Angulo-Barroso RM, Peirano P, Calatroni A, et al. Forty-eight-hour motor activity in 4-year-old children who had iron-deficiency anemia in infancy. Submitted manuscript
62. Beard JL, Felt B, Schallert T, Burhans M, Connor JR, Georgieff MK. Moderate iron deficiency in infancy: Biology and behavior in young rats. Behav Brain Res. 2006; Epub ahead of print.
63. Felt BT, Beard JL, Schallert T, et al. Persistent neurochemical and behavioral abnormalities in

64. Clardy SL, Wang X, Zhao W, et al. Acute and chronic effects of developmental iron deficiency on mRNA expression patterns in the brain. J Neural Transm. 2006; In press.
65. Thompson RA, Nelson CA. Developmental science and the media. Early brain development. Am Psychol. 2001;56:5–15.
66. Kretchmer N, Beard JL, Carlson S. The role of nutrition in the development of normal cognition. Am J Clin Nutr. 1996;63:997S–1001S.
67. DeUngria M, Rao R, Wobken JD, et al. Perinatal iron deficiency decreases cytochrome c oxidase (CytOx) activity in selected regions of neonatal rat brain. Pediatr Res. 2000;48:169–176.
68. Rao R, Tkac I, Townsend EL, et al. Perinatal iron deficiency alters the neurochemical profile of the developing rat hippocampus. J Nutr. 2003;133:3215–3221.
69. Jorgenson LA, Wobken JD, Georgieff MK. Perinatal iron deficiency alters apical dendritic growth in hippocampal CA1 pyramidal neurons. Dev Neurosci. 2003;25:412–420.
70. Yoo YE, Hong JH, Hur KC, et al. Iron enhances NGF-induced neurite outgrowth in PC12 cells. Mol Cells. 2004;17:340–346.
71. Yu GS, Steinkirchner TM, Rao GA, et al. Effect of prenatal iron deficiency on myelination in rat pups. Am J Pathol. 1986;125:620–624.
72. Oloyede OB, Folayan AT, Odutuga AA. Effects of low-iron status and deficiency of essential fatty acids on some biochemical constituents of rat brain. Biochem Int. 1992;27:913–922.
73. Larkin EC, Rao GA. Importance of fetal and neonatal iron: Adequacy for normal development of central nervous system. In: Dobbing J, ed. Brain, Behaviour, and Iron in the Infant Diet. London: Springer-Verlag; 1990; 43–62.
74. Kwik-Uribe CL, Gietzen D, German JB, et al. Chronic marginal iron intakes during early development in mice result in persistent changes in dopamine metabolism and myelin composition. J Nutr. 2000;130:2821–2830.
75. Beard JL, Wiesinger JA, Connor JR. Pre- and postweaning iron deficiency alters myelination in Sprague-Dawley rats. Dev Neurosci. 2003;25:308–315.
76. Ortiz E, Pasquini JM, Thompson K, et al. Effect of manipulation of iron storage, transport, or availability on myelin composition and brain iron content in three different animal models. J Neurosci Res. 2004;77:681–689.
77. Morath DJ, Mayer-Proschel M. Iron deficiency during embryogenesis and consequences for oligodendrocyte generation in vivo. Dev Neurosci. 2002;24:197–207.
78. Connor JR, Phillips TM, Lakshman MR, et al. Regional variation in the levels of transferrin in the CNS of normal and myelin-deficient rats. J Neurochem. 1987;49:1523–1529.
79. Han J, Day JR, Connor JR, et al. Gene expression of transferrin and transferrin receptor in brains of control vs. iron-deficient rats. Nutr Neurosci. 2003;6:1–10.
80. Wigglesworth JM, Baum H. Iron dependent enzymes in the brain. In: Youdim MBH, ed. Brain Iron: Neurochemical and Behavioural Aspects. New York: Taylor and Francis; 1988; 25–66.
81. Morse A, Beard JL, Jones B. Behavioral and neurochemical alterations in iron deficient mice. Proc Soc Exp Biol Med. 1999;220:147–152.
82. Burhans MS, Dailey C, Beard Z, et al. Iron deficiency: differential effects on monoamine transporters. Nutr Neurosci. 2005;8:31–38.
83. Buwen J. hDAT Metabolism in Iron-Deficient Neuroblastoma Cells [dissertation]. University Park, PA: The Pennsylvania State University; 2005.
84. Ye Z, Connor JR. Identification of iron responsive genes by screening cDNA libraries from suppression subtractive hybridization with antisense probes from three iron conditions. Nucleic Acids Res. 2000; 28:1802–1807.
85. Wang X, Wiesinger J, Beard J, et al. Thy1 expression in the brain is affected by iron and is decreased in Restless Legs Syndrome. J Neurol Sci. 2004;220:59–66.
86. Whishaw IQ, Funk DR, Hawryluk SJ, et al. Absence of sparing of spatial navigation, skilled forelimb and tongue use and limb posture in the rat after neonatal dopamine depletion. Physiol Behav. 1987;40:247–253.
87. Feeser HR, Raskin LA. Effects of neonatal dopamine depletion on spatial ability during ontogeny. Behav Neurosci. 1987;101:812–818.
88. Schallert T, Petrie BF, Whishaw IQ. Neonatal dopamine depletion: Spared and unspared sensorimotor and attentional disorders and effects of further depletion in adulthood. Psychobiology. 1989;17:386–396.
89. Day LB, Weisend M, Sutherland RJ, et al. The hippocampus is not necessary for a place response but may be necessary for pliancy. Behav Neurosci. 1999;113:914–924.
90. Beard JL, Dawson H, Pinero DJ. Iron metabolism: a comprehensive review. Nutr Rev. 1996;54:295–317.
91. Schallert T, Whishaw IQ. Bilateral cutaneous stimulation of the somatosensory system in hemidecorticate rats. Behav Neurosci. 1984;98:518–540.
92. Schallert T. Neonatal hemidecortication and bilateral cutaneous stimulation in rats. Dev Psychobiol. 1985;18:501–514.
93. Felt BT, Schallert T, Shao J, et al. Early appearance of functional deficits after neonatal excitotoxic and hypoxic-ischemic injury: fragile recovery after development and role of the NMDA receptor. Dev Neurosci. 2002;24:418–425.
94. Kolb B. Neurological models. In: Whishaw IQ, Kolb B, eds. The Behavior of the Laboratory Rat. New York: Oxford University Press; 2005; 449–461.
95. Kolb B, Gibb R, Gonzales C. Cortical injury and neuroplasticity during brain development. In: Shaw CA, McEachern JC, eds. Toward a Theory of Neuroplasticity. New York: Elsevier; 2001; 223–243.
96. Barks JD, Li XL, Pecina S, et al. Delayed appearance of functional deficits after neonatal hypoxic-ischemic and excitotoxic brain injury, and recovery during later development. Pediatr Res. 2002;51:2653.
97. Black JE, Jones TA, Nelson CA, et al. Neural plasticity and developing brain. In: Alessi NE, Coyle JT, Harrison SI, et al., eds. The Handbook of Child and Adolescent Psychiatry. New York: John Wiley & Sons; 1998; 31–53.
98. Greenough WT, Black JE. Induction of brain structure by experience: Substrates for cognitive development. In: Gunnar M, Nelson C, eds. Developmental Behavioral Neuroscience. The Minnesota Symposia on Child Psychology. Vol. 24. Hillsdale, NJ: Lawrence Erlbaum; 1992; 155–200.
99. Kleim JA, Jones TA, Schallert T. Motor enrichment and the induction of plasticity before or after brain injury. Neurochem Res. 2003;28:1757–1769.

初期栄養と心血管系の長期的健康
Early Nutrition and Long-Term Cardiovascular Health

Atul Singhal, MD, MRCP

Abstract

初期栄養がその後の心血管系の健康に影響を及ぼす（プログラムする）かもしれないというエビデンスは，まず動物における過食の長期的影響として得られた。この概念は，いまでは心血管系リスクに影響を与えるメタボリックシンドロームの主要な構成要素（肥満，高血圧，コレステロール代謝，およびインスリン抵抗性）に対し，母乳栄養が有益な影響を及ぼすというエビデンスによってヒトにおいても裏づけられている。公衆衛生上，この効果の規模は大きく，重要である。メカニズムとしては，人工栄養に比べて母乳栄養では体重増加が緩やかである利点があげられている。

Key Words： 心血管系の健康，栄養

© 2006 International Life Sciences Institute
doi：10. 1301/nr. 2006. may. S44-S49

所属： Dr. Singhal is with the MRC Childhood Nutrition Research Centre, Institute of Child Health, London, United Kingdom.

連絡先： Dr. S Singhal, MRC Childhood Nutrition Research Centre, Institute of Child Health, 30 Guilford Street, London WC1N 1EH; Phone: 44-20-7905-2389; Fax: 44-20-7831-9903; E-mail: a.singhal@ich.ucl.ac.uk.

◆ 序　論

生命誕生初期にクリティカルウインドウが存在し，その時期の栄養が長期的な心血管病（CVD）リスクに恒久的な影響を与える（プログラムする）という考え方は，科学界の想像力を引きつけた[1]。この概念は公衆衛生や小児科栄養の実践上，潜在的に非常に大きな意味あいを含んでいた。しかしながら，長い研究の歴史にもかかわらず，初期栄養の長期的影響について一般人や医学界が前向きに評価しはじめたのはごく最近のことである。

初期栄養がCVDの長期的リスクファクターに影響することの証拠は，1960年代のMaCanceの先駆的な研究[2]の中にすでにみてとれる。彼はラットを少産仔数で，すなわち出生後の初期を過食で飼育したところ，それらは成獣期の体格が標準より大きくなるようにプログラムされることを示した。その後，ラットでは哺乳期に短期間過食状態にすると，その後の生涯の血漿中インスリンおよびコレステロール濃度が高くなり[3]，ヒヒでは初期栄養はその後の肥満や動脈硬化に強い影響力があることが見いだされた[4,5]。ヒヒにおいては，乳幼児期の過食の効果は思春期になって初めて現れ，プログラミングの影響の一部は時間がたってから発現することが明らかになった[4,5]。これら動物実験のデータが，1980年代にLucasによって

行われた，乳幼児期栄養が長期的健康に及ぼす影響に関する最初の前向き無作為試験の科学的な論理的根拠となっている。

ヒトで実験的に研究するとなると完了までには何年もかかってしまうが，観察としては初期栄養が長期的CVDに果たす役割をサポートするデータが膨大な量存在する。例えば，出生時と1歳時の体重が大きいことと（訳注：低体重児との比較で）その後のCVDリスクが低いことの間には疫学的関係があり，このことは胎児期および出生後初期の栄養がCVDのプログラミングに重要であることを裏づけるものである[6]。Barkerとその共同研究者らによるこの研究の大部分は，2型糖尿病の発生や虚血性心疾患による死亡といった臨床的な心血管系エンドポイントに果たす若年期の諸要因の役割を明確に確立した。にもかかわらず"early origin"論者のごく周辺を離れると，特に医師たちの中では心血管系の健康とプログラミングの関連性についてかなりの科学的懐疑主義が存在していた[7]。もしかしたら，この懐疑主義は，プログラミング効果は個体ではなく集団の健康に適用されるものであるという一般的な誤解や，従来の遺伝的・環境的リスクファクターとプログラミングとの相対的寄与の度合いが不透明であるということに関連していたのかもしれない。このかんばしくない評価は，実験的データの不足，また関心を持つ科学者の間で繰り返された胎児期・乳幼児期の栄養と初期発育の相対的重要性に関する論争などによって助長された。より最近になって，実験的研究データやプログラミングの根拠となる生物学的コンセプトについての意見の一致が現れ始め，適正な評価は均衡を取り戻しつつある[8]。動物とヒトのCVDの初期起源に関する多くの根拠が共通の論点で繋がっているであろうことは，いまや明白である[9]。この総説では乳幼児期の栄養と基礎となっているメカニズムに焦点を当て，前述の根拠を検証する。

◆ 母乳栄養と心血管病

歴史的に，動脈硬化とそのリスクファクターへの母乳栄養の保護効果は重大な関心事であった[10,11]。この研究は，ごく最近になって関心の的になってきている栄養学的プログラミングに先立ち，高脂血症のような心血管系リスクファクターに対する母乳栄養の有益性に疫学的根拠を与えてきた[11]。しかしながら，これら初期の研究では，おそらくサンプル数が少ないことや検証の偏りなどの問題のため，その知見に矛盾がみられる。近年になって，大規模集団ベースの研究によって古典的心血管系リスクファクターに対する母乳栄養の保護効果が確認されてきている。例えば，Avonの長期母子調査（n=7,276）（Avon Longitudinal Study of Parents and Children Study）では，潜在的な交絡因子に関係なく，母乳栄養児の血圧は人工栄養児に比べて低いことが示された[12]。血圧への影響は収縮期血圧で1.2mmHg，拡張期血圧で0.9mmHgであり，後のシステマティックな再調査やメタアナリシスの結果（母乳哺育では収縮期血圧で1.4mmHg，拡張期血圧で0.5mmHg低下[13]）と同様であった。著者らは，血圧の小さな低下でも集団レベルの心血管系の健康に重大なメリットを与えることができると結論づけている。これに対して初期の体系的調査では，母乳栄養は収縮期血圧については好ましい効果があるものの（1.1mmHgの低下），拡張期血圧では効果はないとしており，母乳栄養の血圧に対する効果の臨床的，公衆衛生的な重要性は限定的であると結論づけていた[14]。似かよったデータを扱って母乳栄養の有益性を支持したこれら2つの体系的な調査が矛盾した結果を導いていることから，個体の健康ではなく集団の心血管系リスクファクターの小さな減少が有効であるかどうか解釈することの難しさが浮かびあがってくる。

いくつかの計画的な調査では，血圧以外の心血管系リスクファクターに対する母乳栄養の効果を立証している。最近のメタアナリシスでは，例えば母乳栄養が小児肥満のリスクを減少させることが見いだされているし（補正オッズ比0.78；95％信頼区間［CI］0.71〜0.85）[15]，いまでは少なくとも4つの研究で，母乳哺育期間とその後の肥満の間に負の用量依存的な効果が示されている[15]。人工栄養育に比べて母乳栄養は低いコレステロール値とも関係づけられているし（平均差：0.18mmol/L；95％CI：−0.3〜−0.06mmol/L）[16]，ほ

かのメタボリックシンドロームの要因についてのデータはそこまで本格的ではないが，母乳栄養はその後のインスリン抵抗性のリスク低減と関連している[17]。総合的に言えば，母乳栄養はメタボリックシンドロームに有利であり，その結果CVDリスクにもプラスに働くという有力な疫学的証拠がある。

リスクファクターに関するデータとは対照的に，母乳栄養が心血管系のクリニカルアウトカムに及ぼす直接的影響を支持するエビデンスには一貫性がみられない。Hertfordshireのコホート研究[18]によれば，乳幼児期にほ乳瓶で授乳した男性は母乳で育った男性に比べ，虚血性心疾患による標準化死亡率が高い。同様に，看護婦を対象にした長期健康調査（Nurses' Health Study）[19]では，母乳で育った女性は一度も母乳を摂取しなかった女性に比べて冠動脈心疾患のリスクが低かった（hazards ratio 0.92；95%CI：0.80〜1.05)[19]。しかしながら，最近のメタアナリシスでは，乳幼児期の食事摂取を"全死亡率"あるいはCVDによる死亡率と結びつける有力なエビデンスは得られていない[20]。このメタアナリシスの著者らは統計的予測値に対する大きな信頼限界や少なからぬ研究間のばらつきを認めており，したがって彼らの研究はその後のCVDに対する乳幼児期栄養の影響について確固たる結論を導くものでないと示唆している。

明らかに多くの方法論的問題は，心血管系死亡率と母乳栄養を結びつける過去のデータの解釈に制限を与えているかもしれない。この中には，乳幼児期の食事摂取の回顧的な振り返りと多年の間に高率でコホートが減少した結果起こる選別の偏りが含まれる。しかしながら，なぜ母乳栄養が疾患自体による死亡率よりもむしろ心血管系リスク要因に対して好ましい影響を与えるように見受けられるかについては，それ以外のいくつかの有力な説明も可能である。第一に，死亡率に関しては，現在の人工乳が開発される以前に，通常，牛乳やコンデンスミルクのような代用品を摂取していた個体に基づいたデータである。第二に，前に述べたデータは第二次世界大戦以前に生まれた個体に基づいたものであり，現代のコホート研究で

CVDリスクに強く影響することが知られている因子である上流階級では，母乳栄養はさほどなじみのあるものではなかった。この後者の観点は，母乳栄養の長期的有益性は，CVDとライフスタイル因子を結びつける重要なマーカーである社会経済的な地位に依存する可能性を提起するものである。例えば，母乳栄養の有益性は，もしかしたら乳幼児の食事摂取と，いまでは20世紀初頭とはかけ離れてしまった小児期の食事パターンの相互作用に依存しているのかもしれない。後半生に肥満になるヒトのCVDと低出生体重の間により強い結びつきがみられるということは，プログラミング効果とその後の食事，もしくはライフスタイルの相互作用が重要であることを例示している[21]。最後の例として，臨床的CVDに及ぼす乳幼児栄養の影響は，例えばハイリスク集団で行われたような希少な研究においてより際立っているかもしれない（例：母乳栄養と2型糖尿病の遺伝的素因を持ったピマインディアンにおける2型糖尿病に対する低リスクの関係[22]）。

臨床的エンドポイントのデータ不足は否めないが，いまでは母乳栄養は乳幼児のその後のメタボリックシンドローム発症のリスクを低減するという，おおよそのコンセンサスが得られている。その影響は児童期の初期から現れ，成人期へと強力に引きずってゆく心血管系リスクに対して認められる。したがって，古典的な心血管系リスクファクターの改善は，栄養学的プログラミングとCVDに関する研究の，正当で重要なエンドポイントである。

早期産児における実験的研究

広範な観測データにもかかわらず，母乳栄養，人工栄養それぞれの母集団間の社会経済的や人口統計的因子の差が交絡する可能性があるために，母乳栄養とその後のCVDとの間の因果関係の解釈を妨げてきた。しかしながら，早期産児においては，因果関係を実験的手法を用いて評価することができる。母親が母乳栄養を断念した幼児を，血縁でない乳母からの母乳を与えられた群と人工栄養群に無作為に割り付けた。平均4週間母乳を摂取した群では人工栄養群に比べ，メタボリック

シンドロームの主要因子（血圧，将来的肥満の予測因子であるレプチン"抵抗性"，インスリン抵抗性および脂質プロファイル）すべてにおいて，16年後まで著しい有益性が認められた[23-27]。因果関係をさらにサポートするエビデンスとして，母乳摂取量とその後の心血管系に対する有益性の間に明確な用量依存的相関が認められた[23-27]。

摂取後の心血管系リスクファクターに対する母乳の影響の大きさは十分なものであり，いくつかの因子については満期産児の観察研究から得られたデータと同程度に際立ったものであった。例えば脂質プロファイルに関して，保存母乳にランダムに割り付けられた早期産児では，LDL/HDL比が人工乳群に比べて14％低く[27]，先の観察研究[17,18]における影響度と同様であった。LDL濃度に対する影響（母乳栄養では0.2mmol/L低い）は満期産児のメタアナリシス[16]で得られた知見とも一致する。しかしながら，拡張期血圧に関しては，早期産児の実験的研究結果―母乳栄養では血圧が3mmHg以上低い[22]―は満期産児の観察研究の結果（＜1mmHg）より強い影響が認められている。この不一致は，早期産児のフォローアップが成人期ではなく思春期になされていることと関係があるかもしれない（ほとんどの満期産児の試験は成人期で行われた）。

もし，CVDリスクに対する母乳栄養の効果が成人期まで維持されれば，その公衆衛生上の意味あいは多大と言えるかもしれない。例をあげれば，母乳栄養が示す拡張期血圧の低下効果，3mmHgの低下は，集団の血圧を下げるための他のすべての非薬理学的な方法（例えば，減量，塩分摂取制限あるいは運動[22]）に比べ，より大きい。事実，集団ベースで拡張期血圧を2mmHg下げるだけで，高血圧症の罹患率を17％，冠動脈心疾患のリスクを6％，卒中/一過性脳虚血発作の発生率は15％低減すると見積もられる[22]。そのような介入がなされるとすれば，米国だけで毎年10万件の心血管系イベントを防ぐと概算される[22]。同様に，母乳栄養はコレステロール値を10％低減させるが，これは成人における食事改善によるコレステロール値の低減が3％から6％にすぎないことと比べて[27]，より良好である。この効果はCVDの発生率を約25％低下させ，死亡率を13％から14％低下させると期待される[27]。その他のプログラミング効果においても示唆されているように，もし母乳栄養の有益性が加齢によって増幅されるとすれば，母乳栄養とCVDの健康面でのかかわり合いはさらに大きいと言えるかもしれない。

母乳栄養の期間

母乳栄養はCVDリスク全般に対してプラスに働くようにうかがえるが，最適な母乳栄養の継続期間は不明なままである。以前，より長期にわたって母乳栄養を継続すると，脂質濃度[16]や血圧[12]といった，心血管系リスクファクターが改善されることが示されたことがある。しかしながら，ヒヒにおいては，"乳幼児期"の全期間を母乳栄養後，欧米食を与えたとき，人工栄養に比べ，その後の高脂血症や動脈硬化の度合いが増加した[5]。同様に，3～4カ月を超える母乳栄養は青年における血管の伸展性の"用量関連"的低下を伴った[28]。この研究は，母乳栄養の長期継続がその後の（"非生理的な"）欧米風の食事とあいまって悪影響を及ぼすことを示唆しており，この仮説は，追加的なヒトにおける研究[29]や長期の母乳栄養（12カ月超）がCVDの死亡率の16％の増加（95％CI：0.99～−1.36；$p=0.06$）につながるという，最近のシステマティックな再調査[20]によっても支持されている。しかし，興味深い事実であるにもかかわらず，これらの予備的観察データは，公衆衛生学的介入の指針としてはまだ使用することができない。

メカニズム

母乳栄養が心血管系に有益性を与えるメカニズムを理解することが，優先度の高い研究であることは明確である。これが特に重要である理由は，人工栄養もCVDも社会経済的に最低クラスの集団に集約されているという事実があるからである。この事実の説明として最もよく用いられる議論は，母親による母乳栄養の決断と後期の心血管系リスクの双方に影響を与える社会・生物学的要因の交絡であるが，早期産児の実験的証拠と大規模な満期産児の前向き研究のデータを考慮すると，この

説明は疑わしい。ほかの可能性としては、ある種の人工乳には存在せず、母乳中には存在する特定栄養素（例えば、後期の血圧を低くする長鎖多価不飽和脂肪酸）の長期の健康上の有益性がある[30]。また、別の可能性として、牛乳をベースにした人工乳に母乳より高い濃度で含まれる特定の栄養素（例えばナトリウム）が、後期のリスクファクター（例えば血圧制御）を悪い方向にプログラムしているかもしれないこともある。そして最後に、最新の可能性として、心血管系の健康への母乳栄養の利点は、人工栄養に比べてゆっくりと発育することにあるのかもしれないこと—発育促進仮説（growth acceleration hypothesis）[9]—をわれわれは提唱するに至った。

◆ 発育促進仮説

出生後発育促進仮説とは、特に乳幼児期における早い発育（upward centile crossing）がメタボリックシンドロームを増悪方向にプログラムするという示唆である[9]。この主張は、標準食（保存母乳または満期産児用の人工乳）に比べてより速い発育を促進する栄養強化食（preterm formula）にランダムに割り付けた早期産児において、体重の加速的増加がインスリン抵抗性をプログラムすることが示されている事実と一致している。回帰分析をしてみると、体重の加速的増加の影響が優位で、母乳栄養と低インスリン抵抗性の関係や、胎児発育遅延と後半生の高インスリン抵抗性の関係に取って代わった[9]。後期のコレステロール値に対する母乳栄養の効果も出生後初期の体重増加促進で説明できるが、別の研究でもこの効果は確認されている[31]。動脈硬化の発生に伴うごく初期的な生理学的変化の目安である内皮障害と低出生時体重との関連性についても、出生後最初の2週間における速い成長で同じように説明がついた[26]。この効果は、出生後2〜3日の体重変化とは無関係だが、体重と身長の発育促進ではそのいずれでも観察される[26]。

胎児発育遅延（SGA）で生まれた子供は出生後すぐに追いつけ追い越せの成長（catch-up growth）をみせるが、低体重出産と結びつけられている負のプログラミング効果の一部が出生後の発育促進で説明できる可能性を、われわれの発見は提起している[9]。さらに、母乳栄養児は人工栄養児に比べて発育がゆっくりであることを加味して、われわれは統合した仮説として、初期の発育促進（主に体重増加であるが、心血管系リスクファクターの一部については身長の増大も含めて）が長期の心血管系に対する母乳栄養の有益性を説明しうるかもしれないと提唱する[9]。

人工栄養やSGA出産のいずれの悪影響よりも、初期の発育がその後の心血管系アウトカムに及ぼす影響は実質的であり、より大きい[9]。例えば、内皮機能に関して言えば、一番大きい体重増加を示した若者では、一番体重増加が少なかった若者に比べて、4％低い上腕動脈の血流依存性血管拡張反応（flow-mediated vasodilation）を示し、この影響は成人期のインスリン依存性糖尿病（4％）や喫煙（6％）に匹敵する[26]。同様に、新生児期のゆっくりとした体重増加は20％のコレステロール値の低下を伴う一方[31]、母乳栄養では10％の低下[27]である。

新生児期の加速的発育の長期的影響は早期産児に限ったことではない。例えば、乳幼児期の急速な発育（身長と体重の両方の増加）は、多くの母集団でその後の肥満のリスクの増大に関係している[32]。この影響は大きく、したがって公衆衛生上重要である。事実、肥満（BMI＞95パーセンタイルとして定義される）[32]のリスクの20％以上は、出生後4カ月の体重増加率が上位1/5に属していることによるとされる。同様に、SGAの満期産児では、新生児期の速い体重増加が後の血圧を上昇させていることが実験的研究でわかっており（A. Singahl, 未発表データ）、身長と体重の増加はインスリン抵抗性の増大と関連している[33]。

動物実験データは出生後の急速な発育の長期的な影響を強く支持している。例えば、出生後早期の高水準の栄養は、体重増加を促進させ、メタボリックシンドロームをプログラムすることが示されている[2,3]。事実、初期の急速な発育の長期的な悪影響は、昆虫、魚類および哺乳類とさまざまな動物種を超えた、基本的な生物学的現象として明らかになっている[34]。発育の加速は乳幼児期の初期で最大であるため、この時期がクリティカルか

もしれない。この仮説と一致する事実として，マウスにおいて離乳前の高い栄養素の摂取は寿命を縮めるし[35]，最近では出生後第1週の加速的体重増加は成人の肥満リスクを高めることが示されている[36]。早期産児のデータと同様，この影響はかなりなもので，この時期に体重の絶対量が100g増えるごとに肥満のリスクが28％増加する（95％CI：8％～52％）[36]。後者の研究は発育促進仮説と公衆衛生の関連性を明確に示している。

動物における研究も，初期の発育・栄養と長期的な心血管系の健康を結びつけるメカニズムの解明に貢献してきた。出生後2～3日の過食は脳，特に食欲の調節に関連した視床下部や内分泌系の発達をプログラムしていることが示されている[37]。同様のメカニズムがヒトにも当てはまるかもしれない。例えば，SGA児は出生後に発育を加速し，食欲と食物摂取を自己調節し[38]，すでに出生後第1週から恒久的に高いIGF-1濃度を持つことが示されている[39]。同様に，早期産児の母乳栄養は，思春期において脂肪量の割には低いレプチン濃度と関連していることが示されている。したがって，視床下部―下垂体系のプログラミングは早期栄養と発達，食欲の調節，後半生のメタボリックシンドロームの連鎖の鍵となりうる。

◆ 結 論

いまでは，長期的な心血管系の健康に対する母乳栄養の有益性をサポートする有力な証拠があるが，この効果は，人工栄養に比べて母乳栄養ではその発育がゆっくりとしていることと関係している可能性がある。したがって，母乳栄養は，エビデンスに基づいているという点と公衆衛生上有益らしいという2つの性質を持ち合わせた予防的戦略なのである。この領域のさらなる研究は，めざましい進展にもかかわらず依然として主要死因であり，欧米社会の公衆衛生上の最優先課題でもあるCVDの罹患率を低減させるのに必然的に役立つものである。

（訳／川島昭浩）

1. Lucas A. Programming by early nutrition in man: In: Bock GR, Whelan J, eds. *The Childhood Environment and Adult Disease. (CIBA Foundation Symposium 156)*. Chichester, UK: Wiley; 1991; 38–55.
2. McCance RA. Food, growth and time. Lancet. 1962; 2:671–676.
3. Hahn P. Effect of litter size on plasma cholesterol and insulin and some liver and adipose tissue enzymes in adult rodents. J Nutr. 1984;114:1231–1234.
4. Lewis DS, Bertrand HA, McMahan CA, et al. Preweaning food intake influences the adiposity of young adult baboons. J Clin Invest. 1986;78:899–905.
5. Lewis DS, Mott GE, McMahan CA, et al. Deferred effects of preweaning diet on atherosclerosis in adolescent baboons. Arteriosclerosis. 1988;8:274–280.
6. Barker DJP, Gluckman PD, Godfrey KM, et al. Fetal nutrition and cardiovascular disease in adult life. Lancet. 1993;341:938–941.
7. Huxley R, Neil, Collins R. Unravelling the fetal origins hypothesis: is there really an inverse association between birthweight and subsequent blood pressure. Lancet. 2002;360:659–665.
8. Bateson P, Barker D, Clutton-Brock T, et al. Developmental plasticity and human health. Nature. 2004; 430:419–421.
9. Singhal A, Lucas A. Early origins of cardiovascular disease. Is there a unifying hypothesis? Lancet. 2004;363:1642–1645.
10. Osborne GR. *The Incubation Period of Coronary Thrombosis*. London: Butterworth; 1963.
11. Marmot MG, Page CM, Atkins E, Douglas JWB. Effect of breast-feeding on plasma cholesterol and weight in young adults. J Epidemiol Community Health. 1980;34:164–167.
12. Martin RM, Ness AR, Gunnell D, et al. Does breast-feeding in infancy lower blood pressure in childhood? The Avon Longitudinal Study of Parents and Children (ALSPAC). Circulation. 2004;109:1259–1266.
13. Martin RM, Gunnell D, Davey Smith G. Breast feeding in infancy and blood pressure in later life: systematic review and meta-analysis. Am J Epidemiol. 2005;161:15–26.
14. Owen CG, Whincup PH, Gilg JA, Cook DG. Effect of breast feeding in infancy on blood pressure in later life: systematic review and meta-analysis. BMJ. 2003;327:1189–1192.
15. Arenz S, Ruckerl R, Koletzko B, von Kries R. Breast-feeding and childhood obesity: a systematic review. Int J Obes. 2004;10:1247–1256.
16. Owen CG, Whincup PH, Odoki K, Gilg JA, Cook DG. Infant feeding and blood cholesterol: a study in adolescents and a systematic review. Pediatrics. 2002;110:597–608.
17. Ravelli ACJ, Van der Meulen JHP, Osmond C, Barker DJP, Bleker OP. Infant feeding and adult glucose tolerance, lipid profile, blood pressure and obesity. Arch Dis Child. 2000;82:248–252.
18. Fall CHD, Barker DJP, Osmond C, et al. Relation of infant feeding to adult serum cholesterol concentration and death from ischaemic heart disease. BMJ. 1992;304:801–805.
19. Rich-Edwards JW, Stampfer MJ, Manson JE, et al. Breast-feeding during infancy and the risk of cardiovascular disease in adulthood. Epidemiology.

20. Martin RM, Davey Smith G, Mangtani P, et al. Breastfeeding and cardiovascular mortality: the Boyd Orr cohort and a systematic review with meta-analysis. Eur Heart J. 2004;25:778–786.
21. Frankel S, Elwood P, Sweetnam P, Yarnell J, Davey Smith G. Birthweight, body mass index in middle age and incident of coronary heart disease. Lancet. 1996;348:1478–1480.
22. Pettitt DJ, Forman MR, Hanson RL, Knowler WC, Bennett PH. Breastfeeding and incidence of non-insulin-dependent diabetes mellitus in Pima Indians. Lancet. 1997;350:166–168.
23. Singhal A, Cole TJ, Lucas A. Early nutrition in preterm infants and later blood pressure: two cohorts after randomised trials. Lancet. 2001;357:413–419.
24. Singhal A, Sadaf Farooqi I, O'Rahilly S, et al. Early nutrition and leptin concentrations in later life. Am J Clin Nutr. 2002;75:993–999.
25. Singhal A, Fewtrell M, Cole TJ, Lucas A. Low nutrient intake and early growth for later insulin resistance in adolescents born preterm. Lancet. 2003;361:1089–1097.
26. Singhal A, Cole TJ, Fewtrell M, Deanfield J, Lucas A. Is slower early growth beneficial for long-term cardiovascular health? Circulation. 2004;109:1108–1113.
27. Singhal A, Cole TJ, Fewtrell MS, Lucas A. Breastmilk feeding and the lipoprotein profile in adolescents born preterm. Lancet. 2004;363:1571–1578.
28. Leeson CPM, Kattenhorn M, Deanfield JE, Lucas A. Duration of breast-feeding and arterial distensibility in early adult life: population based study. BMJ. 2001;322:643–647.
29. Schack-Nielsen L, Molgaard C, Larsen D, Martyn C, Michaelsen KF. Arterial compliance in 10 year old children in relation to breastfeeding. Adv Exp Med Biol. 2004;554:391–393.
30. Forsyth JS, Willatts P, Agostoni C, et al. Long chain polyunsaturated fatty acid supplementation in infant formula and blood pressure in later childhood: follow-up of a randomised controlled trial. BMJ. 2003;326:953–958.
31. Finken MJJ, Keijzer-Veen MG, Van Montfoort AG, et al. Early catch-up growth in weight of very preterm low birthweight infants is associated with higher levels of LDL-cholesterol and Apo-B at age 19. Pediatr Res. 2003;53(suppl):32A.
32. Stettler N, Zemel BS, Kumanyika S, Stallings VA. Infant weight gain and childhood overweight status in a multicenter, cohort study. Pediatrics. 2002;109:194–199.
33. Soto N, Bazaes RA, Pena V, et al. Insulin sensitivity and secretion are related to catch-up in small for gestational age infants at age 1 year. Results from a prospective cohort. J Clin Endocrinol Metab. 2003;88:3645–3650.
34. Metcalfe NB, Monaghan P. Compensation for a bad start: grow now, pay later? Trends Ecol Evol. 2001;16:254–260.
35. Ozanne SE, Hales CN. Catch-up growth and obesity in male mice. Nature. 2004;427:411–412.
36. Stettler N, Stallings VA, Troxel AB, et al. Weight gain in the first week of life and overweight in adulthood; a cohort study of European American subjects fed infant formula. Circulation. 2005;111:1897–1904.
37. Plagemann A, Harder T, Rake A, et al. Perinatal elevation of hypothalamic insulin, acquired malformations of hypothalamic galaninergic neurons, and syndrome X-like alterations in adulthood of neonatally overfed rats. Brain Res. 1999;836:146–155.
38. Ounsted M, Sleigh G. The infant's self regulation of food intake and weight gain: difference in metabolic balance after growth constraint or acceleration in utero. Lancet. 1975;1:1393–1397.
39. Deiber M, Chatelain D, Naville D, Putet G, Salle B. Functional hypersomatotropism in small for gestational age (SGA) newborn infants. J Clin Endo Metab. 1989;68:232–234.

胎児成長の制御と栄養

Nutritional Control of Fetal Growth

Chittaranjan Yajnik, MD

Abstract

　母体の微量栄養素の状態は，胎児のサイズと体組成の重要な決定因子である。母体の鉄，ヨウ素，カルシウム，葉酸，ビタミンAおよびビタミンCの栄養状態は，いずれも出生児のサイズに影響を与える。プネー母体栄養研究（Pune Maternal Nutrition Study）は，母体の栄養，胎児の成長，出生時の大きさ，生後の成長の相互関係を調べるために策定された。母体循環の葉酸およびビタミンC濃度は，大きい出生児の予測因子であったが，高いフェリチンレベルは，小さい新生児の予測因子であった。インドでは，無症状性のビタミンB12欠乏症が比較的よくみられ，その傾向は特にベジタリアンで顕著である。最低値のビタミンB12で，かつ最高値の葉酸状態の母親から生まれた子供はいちばん脂肪蓄積が多く，一番インスリン抵抗性であった。さらに言えば，母体の栄養，胎児の成長，2型糖尿病および冠動脈心疾患のリスクなどの相互の関連は，いわゆる"胎児期発症"説の種々の単純な想定よりもずっと複雑であるように思われる。

Key Words：胎児成長，微量栄養素，栄養

　胎児の成長と発達に対する関心に火がついたのは，Barkerが，出生時の体格（体重，身長，肥満度など）が小さいことと将来的な2型糖尿病や冠動脈心疾患リスクの増悪が関連しているという，いわゆる"胎児期発症"説を唱えてからである。その結果，胎児のサイズを大きくすればそれらの疾患を発病するリスクが下がるであろうという提案がなされ，母体の栄養状態を改善すれば，来るべき世代におけるこれらの疾患の発生率は減少するであろうと決め込まれた。

　胎児は，その栄養のすべてを母親から得る。その意味で，その成長を完全に母親に依存している。しかし，母親から胎児への栄養の移行は多くの因子によって支配されており，それには，母親の栄養状態，母親の脈管系，内分泌系，妊娠に対する代謝の応答，胎盤の大きさと機能などが含まれる。したがって，妊婦の食事摂取と胎児の栄養供給とは同等ではない。胎児の成長とその体格は，母親の骨盤—それは胎児が安全に生まれるためにくぐらなければならない関所であるが—の大きさによ

所属：Dr. Yajnik is director of the Diabetes Unit, King Edward Memorial Hospital and Research Centre, Pune, India

連絡先：Dr. C.S. Yajnik, Director, Diabetes Unit, King Edward Memorial Hospital and Research Centre, Pune, India 400-011; Phone: 91-20-5603-7366; Fax: 91020-2612-5603; E-mail: diabetes@vsnl.com.

ってもまた制限される。

　疫学研究によると，妊娠前の母親の体格（特に身長と脂肪量），妊娠中の食事摂取，身体活動，体重増加量，胎盤の大きさ，出産時の妊娠期間，ある種の"疾病"状態（貧血，感染症，子癇前症，糖尿病等），などが胎児成長の一般的な決定因子である。また，胎児の性別も父親の体格同様に胎児の成長を決定する重要な因子である。

　母体栄養と胎児の体格および体組成の関連については，多くの研究が報告されてきた。その大部分は観察研究であり，その中には具体的な介入例も含まれる。主要栄養素ならびに微量栄養素のいずれも研究されてきた。総合的にみて，母親の主要栄養素は出生時の胎児の体格に大きな影響を与えない。ただし，妊娠初期および後期における炭水化物とタンパク質の不均衡は乳幼児期のやせの決定因子であることが示されている。多くの研究がなされたが，母親に主要栄養素を強化しても，出生児のサイズに対する際立った影響を示すことができなかった（ガンビアの1研究は有名な例外である）。母親の微量栄養素の状態は胎児の体格や体組成を決定するより重要な因子である可能性がある。母親の鉄，ヨウ素，カルシウム，葉酸，ビタミンAおよびビタミンCの栄養状態は出生児のサイズに影響を与えることが示されてきている。一方，子供の体組成について調べた研究は比較的少ない。

　プネー母体栄養研究は，母体栄養と胎児の発育，出生時のサイズ，生後の成長の相関を調べるべく実施された。インド，プネー近郊の6つの村で，800人以上の妊婦を調査し，子供たちについては，定期的に追跡調査した。6歳時には体格，体組成，インスリン抵抗性，脈管系のリスクファクターを調査した。微量栄養素を多く含む食品（緑色の葉菜，果物，牛乳）の頻繁な摂取は出生児のサイズの増加を予見させるが，ほかの身体測定値への影響は一様ではなかった。母体循環の葉酸およびビタミンCの濃度は大きな出生児のサイズの予測因子であったが，高フェリチンレベルは小型の新生児を予測させた。母体の高微量栄養素食品の摂取頻度や，血中の微量栄養素の状態も，血中代謝産物（グルコース，インスリン，トリグリセリド，コレステロール，HOMA評価法（homeostasis model assessment）によるインスリン抵抗性など）とも関連づけられ，総合的にはインスリン抵抗性の増加との関連性が示唆された。インドでは，無症状性のビタミンB_{12}欠乏症が特にベジタリアンで一般的であることがわかった時点で，後追いで血漿中のビタミンB_{12}濃度を測定した。母体のビタミンB_{12}状態は出生児のサイズの予測因子ではなかった。

　6歳で出生児の体格，体組成，インスリン抵抗性マーカーおよび脈管系のリスクファクターについて調査した。妊娠中の母体の主要栄養素の摂取は，児の体格，インスリン抵抗性および脈管系のリスクファクターのさしたる予測因子とはならなかった。母親の妊娠中の身体的活動は子供の体格の小型化と低インスリン抵抗性を予見させた。妊娠中に母親が緑色の葉菜を多く食べるほど，小児期の肥満症の増加が見込まれた。また，母体の高葉酸状態も子供の肥満症とインスリン抵抗性の増加の予測となる。母体の高ビタミンB_{12}状態は子供の肥満症の減少を予測させた。ビタミンB_{12}状態が最低で，葉酸状態が最高である母親から生まれた子供は，最も体脂肪が蓄積し，最もインスリン抵抗性であった。

　母親の栄養状態と胎児の成長および2型糖尿病，冠動脈心疾患のリスクとの関係は，いわゆる"胎児期発症"説よりももっと複雑にみえる。増加しつつある2型糖尿病と冠動脈心疾患の流行を少しでも抑えるような栄養学的要因の発見という，この分野の研究の促進に，われわれの知見が役立つことを期待する。

（訳／磯部大志）

遺伝子と栄養の相互作用と進化

Gene Nutrient Interactions and Evolution

Paul D. Soloway, PhD

Abstract

栄養素の所要量は個人によって異なる。生存に必要な栄養素の種類に関する一般的な要求性は知られているが，要求される量は個人ごとに異なる。いくつかの例では，栄養所用量の差が各人の特定な遺伝的相違によることがある。ある遺伝子型に付随した栄養的ニーズが満たされない場合，その遺伝子型はその集団から淘汰される。しかし，そのようなニーズが満たされた場合，その遺伝子型に対する選択は解除され，より高い栄養素要求性を付与する対立遺伝子が集団の中で生き延びることになる。これらの対立遺伝子がなんらかの理由で選択的に有利な場合，もし必要な栄養素が十分にあれば，これらの対立遺伝子はむしろ，その集団内で広がってゆくであろう。そのようなわけで，栄養素の利用性（availability）は，集団内の遺伝子型シフトを押し進める選択圧となりうるのである。栄養素レベルが，集団における遺伝的進化に影響を及ぼしうることを示唆したいくつかのデータを概説したい。

所属：Dr. Soloway is with the Division of Nutritional Sciences, Cornell University, Ithaca, New York, USA
連絡先：Dr. Paul Soloway, Division of Nutritional Sciences, 108 Savage Hall, Cornell University, Ithaca, NY 14853; Phone: 607-254-6444; FAX: 607-254-6444; E-mail: pds28@cornell.edu

Key Words：進化，遺伝子-栄養素の相互作用，栄養素利用性，栄養所要量

© 2006 International Life Sciences Institute
doi：10. 1301/nr. 2006. may. S52-S54

　栄養素の利用性が進化に影響を及ぼすことを示すには，栄養状態が特定の遺伝子型を時間と共に集団内で選択することを証明する必要がある。長期間にわたる栄養素の欠乏あるいは過剰は，年月と共に将来世代に影響を及ぼす可能性があるため，公衆衛生上の観点からはこの研究をヒトを対象として行うことが望ましい。ヒトを対象とした進化の研究は，多くの理由から本質的に困難である。ヒトと他の生物体のあいだの比較ゲノム研究からは，進化上の分岐の要となった遺伝子と遺伝子群を特定できるであろうが[1]，食事や特定の栄養素がその分岐を起こす駆動力であったという，確実な論拠を示すのは難しい。微生物系を含めて，遺伝的に扱いやすく，世代時間が短い実験系は進化における栄養素の役割を理解するうえで手がかりとなるかもしれない。しかしながら，栄養状態が特定の表現型と遺伝子型の選択圧になりうることを立証したという点では，ヒトやマウスでも，いくつかの興味深い事例がある。

　肌の色素形成を指標とした，進化に加わる選択圧に関する初期の研究は，繁殖（次世代の誕生）

```
                チミジル酸           5,10-メチレン
                合成酵素           H₄葉酸還元酵素      メチオニン
                                    MTHFR          合成酵素
                      ┌─────────────┐        ┌──────────┐
              ←──────│ 5,10-メチレン-│───────→│ 5-メチル- │
                     │ H₄葉酸       │        │ H₄葉酸   │
                     └─────────────┘        └──────────┘
                        ↑   ↓                    ↑   ↓
                      ┌──────┐              ┌─────────┐
                      │dTMP dUMP│           │ホモシステイン メチオニン│
                      └──────┘              └─────────┘
                         ↓                   メチオニン
                     正確なDNA複製            アデノシル
                     低いウラシルの誤取込み    トランスフェラーゼ
                                           ┌──────────────────┐
                                           │S-アデノシルメチオニン│
                                           └──────────────────┘
                                                    ↓
                                              正常なDNAメチル化
                                             （ホモシステインの減少）
```

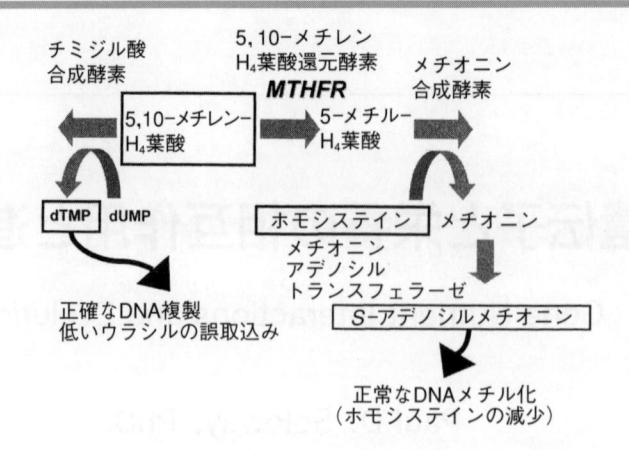

図1. 5,10-メチレンテトラヒドロ葉酸を要する代謝作用

が順調に行くために鍵となる栄養素の利用可能量が，メラニン色素形成によってどのような影響を受けるか，という点を中心に進められた。濃く色素形成した肌のメラニン沈着は，強い太陽光の環境下では選択的に有利であり，それは，ひとつには，葉酸が光分解から守られるためである，という提唱がなされた。この現象は，in vivo, in vitro 両方の実験により，葉酸がUV光で不安定化されるという事実から支持されている[2]。太陽光が十分でない地域では，色素形成の軽度の肌のほうが肌におけるビタミンD_3の高産生を可能にするために，選択的に有利であるとの関連研究もある[3]。提起されたモデルでは，栄養状態に関するUV光の相反する効果（一方は有害で，他方は有益）が，異なった地理学上の緯度における肌の色素沈着に関する選択の基礎をなしている，としている[4]。この仮説の訴求ポイントは，これらの栄養素が，神経管欠損（NTD）のリスクを最小化し，胎児の正常な骨形成と授乳のために決定的に重要であることである。いろいろな要因の中でこれらの栄養素の濃度に影響を与えるものは，正常な妊娠と胎児の生存に多大な影響を与えるので，有力な選択力ともなりうる[5-7]。

この仮説を支持する事実として，ヒトの土着集団の肌の色素沈着度，代々住んでいる地域の緯度，その地域のUV光量値の間の相関がある[4]。にもかかわらず，栄養素の利用性と居住地域の太陽光が，肌色選択の基礎になっていることを証明するのは容易ではない。この解析を複雑にしているのは，集団遺伝の調査のための特異的な遺伝子マーカーがないこと，肌色には多数の遺伝子が関係しており，また，色素沈着が離散的ではなく定量的な変化であること，などである。

ヒト集団の遺伝的シフトにおいて，葉酸がどのような影響因子としての役割を持つかに焦点を当てた研究が，そのほかにもいくつか存在する。葉酸の必要性が，ヒト進化の歴史の中でどのように遺伝的選択を押し進めてきたかを研究する代わりに，最近始まったNTD予防のための妊娠期の葉酸補給[8]が遺伝子分布にどのように影響するかが，これらの研究の焦点である。このような研究は，葉酸代謝ステップを触媒する酵素の遺伝子，ヒト集団におけるこれら遺伝子の多型，および，多型が代謝に及ぼす影響に関する知識，などがあってはじめて可能になった。5,10メチレンテトラヒドロ葉酸還元酵素をコードする遺伝子MTHFRは，いくつかの代謝産物のレベルを左右するその役割のゆえに，特に注目を集めている。すなわち，心臓病を含む慢性諸疾患に関連したホモシステイン，エピジェネティック現象の制御反応を含む，種々の生体メチル化反応に必要なS-アデノシルメチオニン（SAM），そして，dUMP/dTMP比などがMTHFRが影響を与える代謝産物である[11]（図1）。もしdUMP/dTMP比が高くなるとDNAへのウラシルの間違った取込みをもたらし，結果として，染色体に断裂を引き起こす。

677番目のシトシンがチミンに転移したMTHFRの劣性対立遺伝子（677T）は，コードするタンパク質のアラニンをバリンに置換し，その安定性，FADコファクターへの親和性，5,10メチレンH_4葉酸から5-メチルH_4葉酸への変換の低下などの原因となる。FADに対する親和性の低下は，葉酸濃度の上昇によって復元しうるが[12]，食餌からの葉酸摂取が十分でない場合には，677T劣性遺伝子は血中ホモシステインの蓄積を引き起こす。MTHFR 677T劣性遺伝子をホモで持つ個体が，677T対立遺伝子の有害な副作用である，血漿ホモシステイン濃度の上昇を伴う心血管病を多発することは[13]，このことと一致している。しかしながら，MTHFR 677T対立遺伝子の有用な側面も観察されている。この変異体は，大腸癌に対して防御的に作用するが，これは葉酸摂取が適切な場合に限られる[14]。また，677T対立遺伝子がチミジル酸合成酵素の活性を亢進し，DNAへのウラシルの誤取込みを減少させることを示唆する証拠もある[15]。しかし，677T突然変異の生物学的な影響に関してはいまだに議論が多いことを指摘しておきたい[16]。

MTHFR 677T変異体がこれらの結末をもたらす可能性を考慮し，さらに，その影響が個体の葉酸状態によって変化すること，穀類への葉酸強化と妊婦の葉酸使用が最近始まったことではありながら普及していることなどを考えると，葉酸補給がヒト集団内でのMTHFR遺伝子型の分布に影響しているか否か，という疑問が生じる。もし，葉酸補給によってMTHFR変異体が選択され，それらの個体の生存が増加するのであれば，MTHFR遺伝子型に応答性の慢性疾患の頻度に影響が現れ，この影響を緩和するためには葉酸依存性が高まる可能性がある。いくつかの予備的なデータは，この考え方が当てはまっていることを示唆しているが[17]，このデータの解釈は論議も呼び起こしている[18]。この研究では，葉酸補給が広くゆきわたる前に生まれた21～41歳までのヒトと，補給が広くゆきわたった後に生まれた0～21歳の集団においてMTHFR遺伝子型を比較している。年長者群内では，677C対立遺伝子の頻度が有意に高く，677T対立遺伝子のホモのヒトは有意に少なかった。

これらの対象者が，ハーディ・ワインバーグ平衡におけるヒト集団のランダムサンプルを代表し，対立遺伝子の頻度が遺伝子型の頻度を正確に表しているのであれば，これらのデータは，ヒト集団内でのMTHFR遺伝子型のシフトが栄養環境の変化と同時に起こっていることを表していることになる。この遺伝子型のシフトと葉酸摂取量の増加との間に因果関係があるとするならば，葉酸が十分であるかぎり，低形質対立遺伝子677Tについてホモであるほうが，子宮内では選択的に有利であることを示唆している。これについてはつぎのような説明がありうる。すなわち，胎児発育は複製期DNAへのウラシルの誤取込みに対しては極めて悪影響を受けやすく，この誤取込みは677Tホモ接合体と適切量の葉酸によって抑えられるが，同時に，胎児発達は677T対立遺伝子に起因するホモシステインの増加やSAMプールの減少に対してはさほど悪影響を受けないというものである。もし，677T対立遺伝子に選択的な利点があるならば，677Tホモ個体が葉酸摂取を維持しない場合には，677Tホモ接合体の選択による有害な結果がその後の時代に顕在化し，対立遺伝子に付随した慢性疾患が発現してゆくであろう。そのような結末は，繁殖年齢以降に現れるので，負の選択をのがれることができる。このことから，葉酸の補給が"遺伝的時限爆弾"か否かの議論が提起されている[19]。

動物モデルでは，葉酸補給によって特定の変異の悪影響が容易に抑制されることが明らかである。これは，NTDを発症する*Pax 3*[20]，*Cited 2*[21]と*Cart 1*[22]の無発現変異マウスのケースで証明されている。葉酸補給がこれらの変異をどのようにして抑制するのかはわからないが，おそらく，いろいろなメカニズムが関与しているものと考えられる。例えば，*Pax 3*突然変異は，デオキシウリジン抑制試験で解析すると，葉酸代謝欠損の原因であった。そのため，葉酸補給によってこの変異が軽減されるのかもしれない。しかしながら，*Cited 2*変異は，同じ試験法で解析したところ，葉酸代謝に検出可能な変化を起こさなかった。*Cart 1*変異体の葉酸代謝は試験されていない。*Cited 2*

変異は神経上皮細胞に不適切なアポトーシスを引き起こすが、葉酸はこのアポトーシス現象には影響を与えないまま、脳ヘルニアを抑制する。葉酸が持つマウス変異表現型の抑制能力は、神経管発達に影響を及ぼす変異に限ったものではない。*Hoxc 8* トランス遺伝子を有するマウスでは、肋骨軟骨に欠陥があり、呼吸ができないために周産期に死亡する。この場合、葉酸補給により軟骨形成と早期死亡の表現型は阻止できる[23]。これらのマウスの対立遺伝子に対応する突然変異が、近年の葉酸補給の結果として、ヒト集団で広がっているかどうかはわからない。

栄養状態が集団の遺伝子型分布に影響を与えることを実験的に直接確認するには、不均一な微生物群を用いた研究が一番説得力があるかもしれない。ヒトに比べて短い世代交代は、異なった栄養条件下で生じる突然変異と選択による集団のシフトの解析を可能にする。そのような実験的証拠は、栄養素が配偶子と遺伝された表現型のエピジェネティック状態に影響を与えるとする最近のデータと相まって、栄養の重要さは個人の範疇を超えて、人類の進化に重要であるという主張を有力に支持している。

(訳／桑田　有)

1. Clark AG, Glanowski S, Nielsen R, et al. Inferring nonneutral evolution from human-chimp-mouse orthologous gene trios. Science. 2003;302:1960–1963.
2. Branda RF, Eaton JW. Skin color and nutrient photolysis: an evolutionary hypothesis. Science. 1978; 201:625–626.
3. Loomis WF. Skin-pigment regulation of vitamin-D biosynthesis in man. Science. 1967;157:501–506.
4. Jablonski NG, Chaplin G. The evolution of human skin coloration. J Hum Evol. 2000;39:57–106.
5. Rush D. Periconceptional folate and neural tube defect. Am J Clin Nutr. 1994;59(2 suppl):511S–516S.
6. Barber RC, Lammer EJ, Shaw GM, et al. The role of folate transport and metabolism in neural tube defect risk. Mol Genet Metab. 1999;66:1–9.
7. Specker B. Vitamin D requirements during pregnancy. Am J Clin Nutr. 2004;80(6 suppl):1740S–1747S.
8. Schorah CJ, Smithells RW. Primary prevention of neural tube defects with folic acid. BMJ. 1993;306: 1123–1124.
9. Fletcher O, Kessling AM. MTHFR association with arteriosclerotic vascular disease? Hum Genet. 1998;103:11–21.
10. Friso S, Choi SW. Gene-nutrient interactions and DNA methylation. J Nutr. 2002;132(8 suppl):2382S–2387S.
11. Fenech M. The role of folic acid and vitamin B12 in genomic stability of human cells. Mutat Res. 2001; 475:57–67.
12. Guenther BD, Sheppard CA, Tran P, Rozen R, Matthews RG, Ludwig ML. The structure and properties of methylenetetrahydrofolate reductase from Escherichia coli suggest how folate ameliorates human hyperhomocysteinemia. Nat Struct Biol. 1999;6:359–365.
13. Frosst P, Blom HJ, Milos R, et al. A candidate genetic risk factor for vascular disease: a common mutation in methylenetetrahydrofolate reductase. Nat Genet. 1995;10:111–113.
14. Ma J, Stampfer MJ, Giovannucci E, et al. Methylenetetrahydrofolate reductase polymorphism, dietary interactions, and risk of colorectal cancer. Cancer Res. 1997;57:1098–1102.
15. Sohn KJ, Croxford R, Yates Z, Lucock M, Kim YI. Effect of the methylenetetrahydrofolate reductase C677T polymorphism on chemosensitivity of colon and breast cancer cells to 5-fluorouracil and methotrexate. J Natl Cancer Inst. 2004;96:134–144.
16. Ueland PM, Hustad S, Schneede J, Refsum H, Vollset SE. Biological and clinical implications of the MTHFR C677T polymorphism. Trends Pharmacol Sci. 2001;22:195–201.
17. Munoz-Moran E, Dieguez-Lucena JL, Fernandez-Arcas N, Peran-Mesa S, Reyes-Engel A. Genetic selection and folate intake during pregnancy [letter]. Lancet. 1998;352:1120–1121.
18. Whitehead AS. Changes in MTHFR genotype frequencies over time. Lancet. 1998;352(9142):1784–1785.
19. Lucock M, Yates Z. Folic acid: vitamin and panacea or genetic time bomb? Nat Rev Genet. 2005;6:235–240.
20. Fleming A, Copp AJ. Embryonic folate metabolism and mouse neural tube defects. Science. 1998; 280(5372):2107–2109.
21. Barbera JP, Rodriguez TA, Greene ND, et al. Folic acid prevents exencephaly in Cited2 deficient mice. Hum Mol Genet. 2002;11:283–293.
22. Zhao Q, Behringer RR, de Crombrugghe B. Prenatal folic acid treatment suppresses acrania and meroanencephaly in mice mutant for the Cart1 homeobox gene. Nat Genet. 1996;13:275–283.
23. Kappen C, Mello MA, Finnell RH, Salbaum JM. Folate modulates Hox gene-controlled skeletal phenotypes. Genesis. 2004;39:155–166.

21世紀の新しい成長の基準：規範モデル

New Growth Standards for the 21st Century: A Prescriptive Approach

Cutberto Garza, MD, PhD

Abstract

　母乳栄養児は，現状の国際的な基準曲線とは相当に異なる成長速度で発育することが示されており，身長の伸びは早く，体重の増加は少なく，集団の成長パターンのばらつきは明らかに少ない。このことから，世界保健機関（WHO）は，完全母乳栄養児の適正な成長曲線を世界規模で確立するための新しい研究を企てる必要があり，その成長曲線を任意の比較対照表としてではなく，できれば最適成長曲線とみなされるようにするべきであると結論づけた。そのような背景から，多国間成長対照調査（Multi-Country Growth Reference Study）が1997年7月から2003年12月まで集団ベースの研究として実施された。その都市には米国のカリフォルニア州デービス，オマーンのマスカット，ノルウェーのオスロ，ブラジルのペロータスが選ばれ，これらにガーナのアックラやインドのサウスデリーの富裕層地域も対象に含まれた。これらの都市あるいは地域は，母乳栄養と離乳，そして早期の食事が最適な条件下にあることから，乳児や小児の研究への貢献度が高いという考慮から選択された。これらの研究結果は近々報告される予定であるが，母乳栄養児についての過去の観察結果を確認するだけではなく，一番の相違が国際的な地域間のちがいよりはむしろ，それぞれの地域の中で生じていることを示している。

Key Words：母乳栄養，成長速度

© 2006 International Life Sciences Institute
doi：10.1301/nr.2006.may.S55-S59

　所属：Dr. Garza is Academic Vice President and Dean of Faculties, Boston College, Chestnut Hill, Massachusetts, USA.
　連絡先：Dr. Cutberto Garza, Office of the Academic Vice President & Dean of Faculties, Boston College, MA 02467; Phone: 617-552-3260; Fax: 617-552-2970; E-mail: bert.garza@bc.edu.

　多国間成長対照調査（The Multi-Country Growth Reference Study：MGRS）は，乳児や幼児の成長評価の新しい手段を開発すべく計画された。この研究はおおよそ15年前にその端緒をみることができる。当時WHOは身体計測基準の使用とその解釈について包括的な再調査をし始めていた[1]。この初期調査の成果としては，現行の国際的な乳幼児の成長曲線の包括的再調査と，比較的よく管理された条件で成長した母乳栄養児の成長能力の組織的評価とがあった[2]。この再調査の総括には，とりわけMGRSに関連した3つの事柄が含まれていた。第一は，北ヨーロッパと北米の極めて選別された，比較的めぐまれた乳幼児（すなわちWHOで蓄積していた母乳栄養児のデータ／グループ）の成長は現行の国際成長曲線を下回ることがわかったことである。そのずれ幅は，

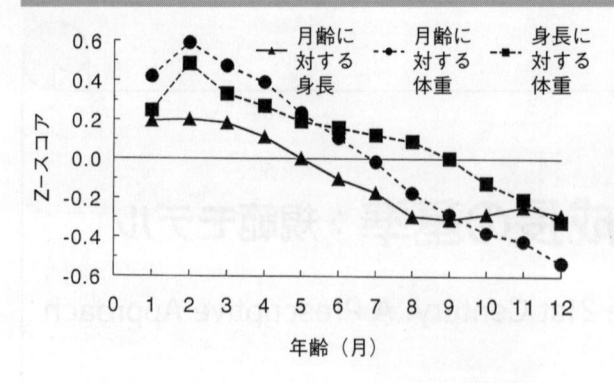

図1．健康統計ナショナルセンター/WHO 国際参照データに対する WHO の母乳栄養児の蓄積データの平均 Z スコア（WHO の児の成長に関するワーキンググループ，An Evaluation of Infant Growth. Geneva: WHO; 1994）

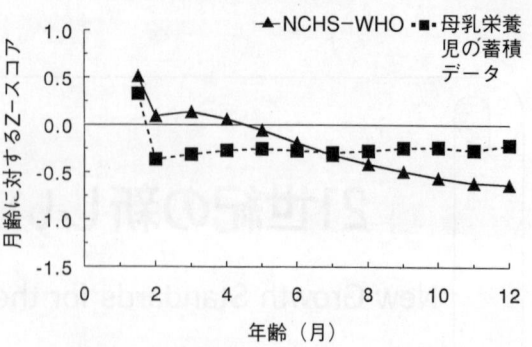

図2．WHO の人類生殖プログラムに参加した児を対照とした，健康統計ナショナルセンター/WHO 国際参照データ（NCHS-WHO）と母乳栄養児の蓄積データ（Breast-fed set）の月齢に対する体重の平均 Z スコア（WHO の児の成長に関するワーキンググループ，An Evaluation of Infant Growth. Geneva: WHO; 1994）

栄養管理に支障をきたすほど十分大きかった（図1）。

第二の顕著な結果は，WHO の人類生殖プログラム[2]（the WHO Human Reproduction Program: HRP）がチリ，エジプト，ハンガリー，ケニヤそしてタイで実施した調査のうち，健常な母乳栄養児の成長に関するものを再調査グループが評価した過程で浮かび上がってきたことである。これら児の成長を，現行の国際成長曲線および WHO で蓄積していた母乳栄養児のデータをもとに評価した。HRP のグループが得た齢数に対する体重の Z スコア（唯一，入手できた測定値）は，現行の国際成長曲線に比較すると約3カ月から11，12カ月に至るにつれて徐々に減少した。しかしながら，HRP が得た同時期の乳幼児 Z スコアは，WHO が蓄積していた母乳栄養児のデータと比較すると，同程度かあるいは高い傾向にあった（図2）。

第三の顕著な結果は，WHO で蓄積していた母乳栄養児の一連の発育データの変動が，国際成長曲線よりも有意に小さかったことである。WHO 蓄積データのばらつきの小ささが民族，遺伝，あるいは地理的な均質性によるものかどうかは不明だった。逆に，現在の国際成長曲線のばらつきの大きさは，もしかすると，サンプルを選択する際に用いられた，例えば，一見して疾病が見あたらないなど，広義の健常の定義が反映されたためかもしれない。現在の国際成長曲線を策定する際に

対象となった乳幼児の大部分は，もはや市場には出回っていない人工乳を与えられていた。したがって，現在の国際成長曲線の大きなばらつきは，最適ではない人工乳への応答を表しているのかもしれない。最適ではない人工乳は現在，乳幼児の栄養要求に関する数々の新規知見に基づいた，より進歩した人工乳に取って代わられている（図3）。

再調査グループは，以上の結果や他の関連した知見から，成長曲線を新たに策定する必要があると結論づけた。なぜならば，現行の国際成長曲線は適切な栄養管理を妨げ，そして栄養失調症についての誤った評価につながるかもしれないからである。また，同グループは以下のようにも勧告した。すなわち，成長を評価するための新手段は，比較のための基礎を提供するためだけの狭い目標に限定するのではなく，可能な限り標準規格値（すなわち数値的判断を可能にする）に近似させるべきであるというものである。したがって，MGRS は，ある特定の時間や場所の子供の成長の記述というよりはむしろ，時間や場所とは無関係に，子供とはどう成長すべきであるかを記述する作業に取りかかった。

MGRS は1997年7月から2003年12月まで行われた。MGRS は集団ベースの研究デザインを採用し，カリフォルニア州デービス，オマーンのマスカット，ノルウェーのオスロ，ブラジルのペロ

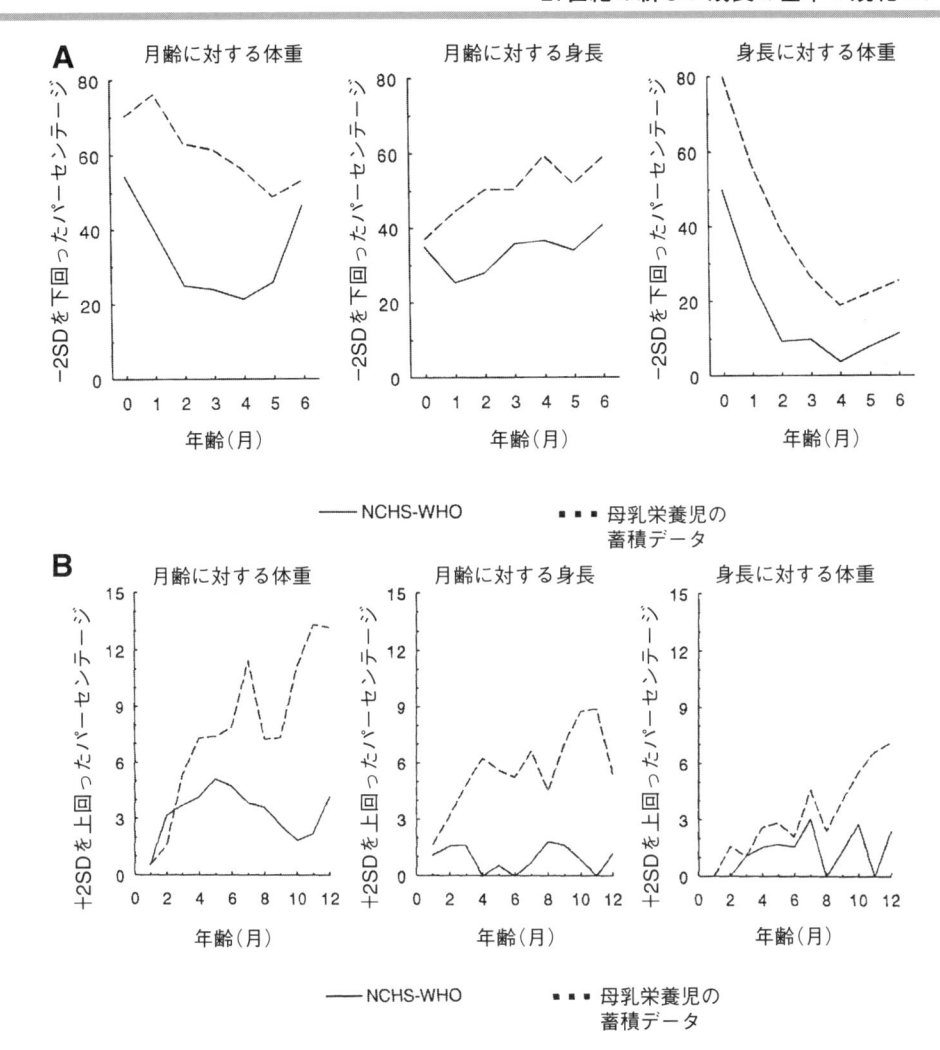

図3．A：健康統計ナショナルセンター/WHO 国際参照データ（NCHS-WHO）と母乳栄養児の蓄積データ（Breast-fed set）を対照として，ペルーの都会周辺の児において，月齢に対する体重，月齢に対する身長，身長に対する体重が Z スコアで−2SD を下回ったパーセンテージ（Lartey A, Owusu WB, Sagoe-Moses I, Gomez V, Sagoe-Moses C. ガーナにおける WHO の多国間成長対象調査の実施, Food Nutr Bull 2004; 25: S60–S65）
B：NCHS/WHO 国際参照データと母乳栄養児の蓄積データを対照として，米国とヨーロッパの人工栄養児において，月齢に対する体重，月齢に対する身長，あるいは身長に対する体重が Z-スコアで＋2SD を超えたパーセンテージ（WHO の児の成長に関するワーキンググループ, An Evaluation of Infant Growth（乳児の成長の評価）. Geneva：WHO; 1994）

ータス，そしてガーナのアックラやインドのサウスデリーの富裕層地域が対象地域となった。MGRS のプロトコルと 6 都市における実施内容については，他に詳しい[3-9]。MGRS は18カ月から71カ月齢の幼児の横断研究と，出生から24カ月までの長期研究とを組み合わせたものである。長期研究では，出生時に母親と新生児を選別・登録して，1，2，4そして6週目，および2カ月か

ら12カ月まで月1回，そして2年目は隔月の合計で21回，自宅訪問を行った。身体および運動の発達，哺育慣習，罹患率，周産期の要因，そして社会経済学的，人口統計学，あるいは環境の特性について，データを収集した。

6都市のうちの5都市では，長期研究の亜群に登録したすべての被験者において，4カ月齢時以降ずっと運動発達評価も長期的に行った。運動発

達評価はブラジルでは行われなかったが，それはMGRSのプロトコールに運動発達が加えられたとき，その地域の対象者の大部分が4カ月齢よりも月齢が高かったためである。目視的な運動評価には，補助なしのおすわり，はいはい，つかまり立ち，つかまり歩き，ひとり立ち，ひとり歩きという，6つのはっきりと識別できるマイルストーンを用いた。これらの指標は，世界共通であり，自立歩行のための基礎であり，また，試験と評価が単純であることから選択された。すべてのマイルストーンの評価には標準化された試験手順と判定基準を定め，調査スタッフが12カ月齢までは毎月，それ以降は2カ月に一度，あるいはすべてのマイルストーンが達成されるまで調査した。マイルストーン達成の順番については固定されたものとは想定せず，すべてを訪問ごとに調査した。訓練や標準化手順やデータ収集プロトコールはそれぞれの都市の間で似かよっていた。これらのプロトコールについても他に詳しいので参照されたい[10]。

調査対象の地域住民は，標高1,500m以下の高度で成長に好ましい社会経済学的な条件で生活しており，移動が少なく，20％以上の母親が食物摂取に関するアドバイスに従うであろうと思われ，母乳哺育の補助を受けやすい環境にあった。対象の組み入れ基準は，成長について健康上のあるいは環境的な制限のないこと，MGRSの摂取勧告内容，すなわち，①もっぱらあるいは主に母乳栄養を少なくとも4カ月間は行う，②6カ月齢までに離乳食を取り入れる，③部分的な母乳栄養を少なくとも12カ月間は続ける，という内容に従う意志のある母親であること，出産前後で喫煙をしない母親であること，多胎ではなくかつ満期出産であること，また重大な疾病に罹患していないこと，であった。

調査場所を選定する作業の一環として，ガーナ，インド，そしてオマーンのマスカットについては，環境因子によって成長が妨げられていない集団を見分けるための社会経済学的な特性の調査を行った[11-13]。親の教育 and/or 収入の状況に基づく新生児スクリーニングの地域的判定基準は，これらの調査によって整備された。ブラジル，ノルウェー，そして米国では，同様の調査データがすでに得られていた[4,7,9]。児の調査除外を判断するための地域ごとの臨床診断項目リストは，その地域の新生児科医，小児科医との相談により作成した[4-9]。横断研究の選択基準は，乳幼児の哺育慣習以外は長期的研究の基準と同様とした。横断研究の参加者には，どのような方法であっても最短で3カ月間の母乳栄養を行うことが研究の必須条件とされた。

この試験計画の実行にあたって，最適な栄養，育児法，環境をできるだけ適切に反映した集団を選択するための実行目標については，MGRSはそれを地域ベースの取組みの裁量にまかせた。研究には約8,400人の児が集められた。そのうちの約1,700人は2年間の長期研究に参加し，残りの児はMGRSの横断研究に登録された。これらの数字の目安は400人の児のデータ（男女児それぞれ200人ずつ）を長期研究，横断研究両方で得ることであった。

予備分析からは，MGRSのプロトコールを実施した多様な文化と環境を通じて，5歳以下の児の成長が似かよっており，このことは期待通りの結果であった。身長の成長の変動は主として集団内でみられるのであって，集団間の現象ではないことを示唆するこの予備分析の結果は予想されないわけではなかった。したがって，MGRSは齢数に対する到達身長，齢数に対する到達体重，身長に対する体重についての国際基準を提供するだろう。現在の国際基準にもこれら肉体的成長の指標が取り入れられている。しかしながらWHOの新基準では，到達成長を評価するための数々の指標が追加されるであろう。それらはすなわち，齢数に対する体格指数（BMI），齢数に対する頭囲周，齢数に対する中腕部周，齢数に対する上腕部皮膚厚，齢数に対する肩甲下皮膚厚である。身長，体重，身長/体重比，そしてBMIについては，国際的な速度基準が初めて利用可能になるのである。

公表が待たれているWHOの乳幼児成長基準には，いくつかの革新的な特徴が取り込まれるだろう。それらは，新基準の出どころとなった集団を選択するにあたって彼らが基本方針とした規範的な取組み方針を反映しており，そのため，この

アプローチでは単なる参照ではなく，適正基準がいまこそ必要であることが明確に認識されている[14]。それら基準はその理想モデルとして，母乳栄養児によりどころを置いている。サンプルは真に国際的な集団を反映し，その試験デザインは到達曲線と速度曲線の両方を兼ね備えたものとなるだろう。規範的モデルの採用のおかげで，新基準によって集団を最も正確に記述することが可能になるであろうし，それによって健常な児の成長についてのさまざまな身体測定値の正常域と分布が利用可能になり，また速度基準が与えられる可能性もある。これらの特徴のおかげで，過栄養や低栄養がより正確に評価できるようになるであろう。それだけではなく，低栄養や過栄養の診断を所定の統計的なカットオフ値が超えるまで待つというよりはむしろ，そのような状態になる過程の児を特定する能力が改善されることが期待されている。

最後に，この試験は肉体的成長を運動能力と関連づけるようにデザインされているが，そのことから，適正な肉体的成長は正常な発達にとって必要不可欠ではあるが十分ではないということが強調されることになるであろう。世界中がどのように児童問題に対処してゆくべきかについての，自己期待値レベルが，さらに向上し続けるように望みたい。

この取組みの長期目標は，成長評価の信頼できる国際基準を提供することにある。この取組みにはまた，基準の適切な使用を促進するための訓練と補助的な資料の整備，児の健康改善にとって効果的な介入法の開発・実施・監視への貢献，そして人類の状況改善に関連した国際的な目標達成度の進捗評価が含まれる。

（訳／長田昌士）

1. World Health Organization. Physical Status: *The Use and Interpretation of Anthropometry. Report of a WHO Expert Committee. Technical Report Series No. 854.* Geneva: World Health Organization; 1995.
2. World Health Organization Working Group on Infant Growth. *An Evaluation of Infant Growth.* Geneva: WHO; 1994.
3. de Onis M, Garza C, Victora CG, Onyango AW, Frongillo EA, Martines J. The WHO Multicentre Growth Reference Study: Planning, study design, and methodology. Food Nutr Bull. 2004;25:S15–S26.
4. Araujo CL, Albernaz E, Tomasi E, Victora CG. Implementation of the WHO Multicentre Growth Reference Study in Brazil. Food Nutr Bull. 2004;25:S53–S59.
5. Lartey A, Owusu WB, Sagoe-Moses I, Gomez V, Sagoe-Moses C. Implementation of the WHO Multicentre Growth Reference Study in Ghana. Food Nutr Bull. 2004;25:S60–S65.
6. Bhandari N, Taneja S, Rongsen T, et al.. Implementation of the WHO Multicentre Growth Reference Study in India. Food Nutr Bull. 2004;25:S66–S71.
7. Baerug A, Bjoerneboe G-E A, Tufte E, Norum KR. Implementation of the WHO Multicentre Growth Reference Study in Norway. Food Nutr Bull. 2004;25:S72–S77.
8. Prakash NS, Mabry RM, Mohamed AJ, Alasfoor D. Implementation of the WHO Multicentre Growth Reference Study in Oman. Food Nutr Bull. 2004;25:S78–S83.
9. Dewey KG, Cohen RJ, Nommsen-Rivers LA, Heinig MJ. Implementation of the WHO Multicentre Growth Reference Study in the United States. Food Nutr Bull. 2004;25:S84–S89.
10. Wijnhoven TMA, de Onis M, Onyango AW, et al. Assessment of motor development in the WHO Multicentre Growth Reference Study. Food Nutr Bull. 2004;25:S27–S36.
11. Bhandari N, Bahl R, Taneja S, de Onis M, Bhan MK. Growth performance of affluent Indian children is similar to that in developed countries. Bull WHO. 2004;80:189–195.
12. Owusu WB, Lartey A, de Onis M, Onyango AW, Frongillo EA. Factors associated with unconstrained growth among affluent Ghanaian children. Acta Paediatr. 2004;93:1115–1119.
13. Mohamed AJ, Onyango AW, de Onis M, Prakash N, Mabry RM, Alasfoor DH. Socioeconomic predictors of unconstrained child growth in Muscat, Oman. East Mediterr Health J. 2004;10:295–302.
14. Garza C, de Onis M. Rationale for developing a new international growth reference. Food Nutr Bull. 2004;25:S5–S14.

栄養と発生生物学——公衆衛生への示唆

Nutrition and Developmental Biology——Implications for Public Health

Patrick J. Stover, PhD, and Cutberto Garza, MD, PhD

Abstract

最近，栄養素とゲノム，栄養素とネットワークの相互作用についての理解，そして遺伝的変異がこれらの相互作用の機能に及ぼす影響についての理解が深まってきたことにより，食事・栄養素が持つ健康に対する急性的影響と持続的影響への関心が高まってきた。中でも，妊娠初期・中期および周産期の状態（母体の栄養に関係する状態も含む）とアウトカムとの関係，ならびに遅発性慢性疾患に特に関心が寄せられている。実験動物を用いた対照試験では，持続的効果を持った栄養環境への応答は，クリティカルな時間帯のエピジェネティックな適応とその他の代謝的適応によって起こるという説が支持を受けている。このように，基本的メカニズムが解明されつつある。例えば，発生時のクロマチン・リモデリングは，遺伝子発現レベルを変更，器官内あるいは器官間の情報交換ネットワークを左右する将来のセットポイントを固定あるいは決定，形態形成を変更，リモデリング諸現象を開始したりするが，これらはすべて終生持続する重要な結果を伴う。また，これらはDNA突然変異の出現率に影響し，それゆえ成人の発癌やその他のリスクに影響を与える。慢性疾患を予防，あるいは発病を遅延させるために，栄養素に基づいた戦略が有意義であること，そして，最大の効果を得るには，これらの戦略を胎芽期あるいは胎児期に開始する必要があるかもしれないこと，などの証拠がつぎつぎと得られ出している。

Key Words：発生生物学，遺伝子—栄養素の相互作用，公衆衛生

© 2006 International Life Sciences Institute
doi：10.1301/nr.2006.may.S60–S71

所属：Dr. Patrick J. Stover is with the Division of Nutritional Sciences, CornellUniversity, Ithaca, New York, USA; Dr. Cutberto Garza is Academic Vice President and Dean f Faculties of Faculties, Boston College, Chestnut Hill, Massachusetts, USA

連絡先：Dr. Patrick J. Stover, Division of Nutritional Sciences, 108 Savage Hall, Cornell University, Ithaca, NY 148853; Phone: 607-255-9751; FAX: 607-255-1033; E-mail: pjs13@cornell.edu

◆ 序 論

哺乳類の発生は，並行，重複，逐次のプログラムが，相互作用的遺伝子，シグナリング，代謝などのネットワークを介して協調し，単独あるいは組合わせで組織化される過程があってのことである。ネットワークが醸成したアウトプットは，細胞遊走，解剖学的・代謝的分化，アポトーシス，幹細胞群の維持などの，発生に重要な応答を方向づける。ヒトゲノム配列とモデル生物の配列が手に入ったということは，設計図全体とパーツリス

トと言えるものが準備できたということで，それらにはネットワークの刻々の変化と内的・外的な撹乱への応答を理解するための基本原理が示されている[1]。また，これらの配列により，ゲノム―栄養素の相互作用につきその柔軟性の理解が進む。

栄養素は医薬品同様，ネットワークの機能と安定性に対する強力な修飾因子である。顕著な例として，これは母体および周産期の栄養状態に注意することにより出産の転帰が改善するという知恵にもみられる。すなわち，認知機能の発達（例えば，ヨウ素を十分に摂取する），慢性疾患に対する終生的抵抗力（例えば，胎児発育遅滞での出産の予防），寿命の延長（例えば，脂質摂取を最適化する）である。また，生殖のアウトカムを最良にしようとして，栄養素を不適切に摂取すると，新たなリスクが生まれる可能性があることも明白である[2,3]。しかしながら，栄養素に関連したネットワークが持つロバストネス，調節機構，相互作用などといった特徴と機能についての理解が限られているので，上記のような機能的役割の恩恵を得ようとしても，極めて限定的である。この特徴と機能について理解することが，細胞機能および/あるいは細胞運命を自分に有利に操作しようとする合理的な戦略設計の前提条件となる。ネットワーク機能に対する知識が不完全であると，遺伝的に多様な個体および集団において，多様な栄養摂取のパターンレベルと特定の健康上の転帰との間に存在する量的・質的関係を予測することにも支障をきたすことになる[2,3]。

ネットワークの特徴

代謝，転写，細胞情報伝達のネットワークは，固定的，環境応答的，および/あるいは環境適応的に分類できる。固定的ネットワークは，環境変化を察知するメカニズムを持たずに，盲目的に機能する。その他のネットワークは，動的性質を持ち，本来，環境応答的であるために恒常性を維持するための周期的な栄養的な入力，代謝的な入力，あるいはホルモンの入力のシグナルが必要となる。栄養素は，"イエス・ノー"の2項選択的，すなわち，非連続タイプの応答（"チェックポイント"とも呼ばれている）を命令したり，あるいは，システム出力や指数入力に対する細胞の応答を許可したり阻止したりするフィードバックループの重要成分になりえたりする。したがって，応答の度合いは，用量感受性であるか，あるいは閾値特性を示し，典型的に一過性である。加えて，別のネットワークは，適応性があり，潜在的に学習能力がある。すなわち，環境を察知し，一時的に，および/あるいは永久的に再構築することにより，流束やシグナル強度を調整し，こうして環境的な背景・状況下で最適な機能を維持できるのである。

さらに付け加えるなら，細胞ネットワークは，公算として"ロバストネス（頑強さ）"に関して変動的である。"ロバストネス"とは，内的・外的変動に対するシステムの応答の欠如の表現であり，ネットワーク固有の特性である[4]。このロバストネスは，ネットワークの配線やアーキテクチャー，および/あるいはネットワークの動的変化（すなわち，決まった一組のネットワーク構成要素間の相互作用）によって達成できる。構造上，重複や縮重などを持ったネットワーク配線は多重経路あるいは副経路をもたらすので[5]，この種の構造ではロバストネスを達成するための動的応答が不要になる。たがいに完全に重複していながら，独立した機能を持たない複数経路は，その重複がネットワークの最小流束を維持するために必要でない限り，進化的に不安定であると推測される[6]。縮重ネットワークについても同様である[5]。

ゲノム―栄養素の相互作用の柔軟性：酵母の研究より

遺伝子欠失の研究によると，実験室の条件下では酵母遺伝子の80％は生存に必要でないことが明らかになっている。これは，遺伝子配列とタンパク質機能は進化の過程でずっと保存されるという概念と両立しないように思われる[6,7]。コンピュータシミュレーションを用いて酵母の代謝ネットワークを考察した最近の研究によると，高栄養培地を使用するなど，特定の培養条件によって，生物体の遺伝子の37％から68％の破壊を補うことができることが明らかとなった。非必須遺伝子のうち，遺伝子の重複が認められたのはわずか18％で，4～17％は，そのほかのネットワーク緩衝力やロバ

表1．母体の危険遺伝子型と胎児への影響

遺伝子変異体	経路	胎児の危険性	参考文献
MTHFR V222A	1炭素代謝	SA	Bailey and Gregory, 1999[108]
		NTD	
		ダウン症候群	
		成人循環器系疾患	
MTFD1	1炭素代謝	NTD	Brody ら, 2002[27]
TC（トランスコバラミン）	ビタミンB_{12}/一炭素代謝	SA	Zetterberg, 2004[20]
		NTD	
IL6（−174G → C）	サイトカイン	SA	von Linsingen ら, 2005[109]
IFN−gamma874A → T	サイトカイン	SA	Prigoshin ら, 2004[110] と Daher ら, 2003[111]
IL1RN * 1	サイトカイン	SA	Perni ら, 2004[112]
IL1RN * 2	サイトカイン	早産	Perni ら, 2004[112]
CYP17A2	ステロイド生合成	SA	Sata ら, 2003[113]
CYP1A1 * 2A	解毒第1相	SA	Suryanarayana ら, 2004[114]
PR * 2	プロゲステロン受容体	SA	Sschweikert ら, 2004[115]
GSTM1	解毒第2相	SA	Sata ら, 2003[116]
プロトロンビン G20210A	凝固	SA	Finan ら, 2002[117]
ファクターV G1691A	凝固	SA	Finan ら, 2002[117]
Nos3B	血管機能	SA	Tempfer ら, 2001[118]
PGM1 * 2	ホスホグルコムターゼ	SA	Gloria−Bottini ら, 2001[119]

NTD：神経管欠損，SA：自然流産．

ストレスといったもので，見かけ上"非必須"遺伝子となっている．微生物系においては，極めて多様な環境条件下で酵素流束を維持することが遺伝子配列を維持するための主な選択圧であり，中でも飢餓は一番一般的な環境ストレスのひとつである[8]．

特定の遺伝子の相対的必須性が培養条件によって決まるという現象は，ロバストネスの重要な側面のひとつである．高栄養条件の成育が不可能な場合，ロバストネスは，転写物の用量変動を伴うゲノム変化によって[8,9]および/または生存に不可欠な重複あるいは縮重を維持することによって，進化の過程でずっと保存される[5,10]．実験室の条件については，外部資源から最終産物を供給することにより，実質的に選択圧を緩和するように設計することができる．このように，許容性の少ない条件下ではむしろ原状復帰の方向に傾くはずの非必須遺伝子の選択を，高栄養ブロスは緩和することができる[6]．酵母の生物学的ネットワークについてのこれらの研究やその他の研究により，哺乳動物系においても確認する価値があると思われる重要な理論的枠組みがいくつか明らかになった．もし正しければ，それは人類の現状にとって比類のない重要性を持っている．というのは，いままでになかったほど自分の栄養環境を操作することが可能になるからである．これらの理論的枠組みとは，1）高栄養の管理された環境によって，相当の割合の遺伝子を機能的に補うことができる，2）ネットワークの動的変化，再構築，および存続は，主として遺伝子転写物の量や（遺伝子重複や遺伝子発現における適応的変化）代謝物による調節機構（フィードバック・ループ）の環境作動性の変化の結果であり，これらの多くは進化的に極めてよく保存されている，3）重複および縮重は，ネットワークのロバストネスに寄与しているが，主として寄与しているのは，ネットワーク動力学を通して補償を可能にしている環境・内部感知メカニズムである．

◆ ヒトの発生における栄養素
　　—ゲノムの相互作用

ゲノム進化：ゲノムの一次配列への選択圧としての食事

核暗号化された発生プログラムは環境と関連して進化し，環境に適応できたゲノムのみが生き残り増殖する．ヒトゲノムは，母親の胎内環境で生

存し，出生後は繁殖で成功するように最適化されている。選択圧が激変する時（例えば，母体内から母体外に移る時，あるいは繁殖期から非繁殖期に移る時），ある時点で有利性を与える遺伝子型が次の時点で必ずしも有利性を与えるとは限らない。

ゲノム存続にかかる妊娠性の選択圧——遺伝学と母体栄養の相互関係：胎芽期および胎児期の基本的な生理的プロセスを援護できない遺伝子型は，通常排除される。霊長類では，自然流産でその目的が果たされる。ヒトは他の哺乳類に比べて，胎児損失率が特に高い[11]。このように高率で起きる自然流産は，ヒト群での多型対立遺伝子の拡大を加速させる独特の選択圧であるのかもしれない。ヒトが受胎した場合，その約75％が出産予定日までに"自然に"失われる。そして自然流産の80％が妊娠第1三半期（トリメスター）に起こり[12-14]，自然流産の半分が妊娠後3週間以内で，普通は見すごされる。胎芽の多くが着床に失敗するのである[13]。ヒトの自然流産は，欠陥のある子孫を制限するために進化したのかもしれないが，その分子メカニズムはまだ解明されていない[12]。

30歳以上の女性では，受胎能は減少し，自然流産のリスクは増加する[16,17]。自然流産の原因は不明であるが，自然流産した胎児の多くに構造的，および/あるいは遺伝子的異常がみられる[12,18]。ほとんどの自然流産の原因は，多因子性である。自然流産の誘導因子として考えられるものは，母体の免疫応答，胎児の遺伝子型，母体，および/あるいは胎児の内分泌的・栄養的・ホルモン的不均衡，母体，および/あるいは胎児の感染，そして子宮内膜症である（表1）[16]。特定の環境的危険因子はほとんど特定されていないが，母体の低葉酸状態，糖尿病（1型），ホモシステインの増加（大部分は原発性あるいは条件性葉酸欠乏症の二次的結果）が，自然流産に関連づけられている[19,20-25]。例えば，*MTHFR*（A222V）[21,22,26]と*TC*（776G）[22]の変異対立遺伝子は，葉酸とホモシステインの代謝不全を起こし，自然流産の独立した危険因子である。これらが自然流産に及ぼす影響は累積的であり，葉酸の"所要量"に直接影響を及ぼす可能性がある[23]。

自然流産と発生異常の病因には，独立したものと共通したものとが知られている（表1）[12]。発生異常の75％以上についての根本メカニズムはまだ解明されておらず，多因子性であると考えられている。そして原因が特定されている発生異常のうち，遺伝子だけが原因で起こるものはわずか15％にすぎず，それには染色体異常，常染色体遺伝子病，伴性遺伝子病が含まれている。発生異常の10％が環境に起因し，その4％が，微量栄養素不足，飢餓，フェニルケトン尿症，糖尿病，アルコール中毒など，母体／胎児の代謝の破綻あるいは至適でない栄養状態に起因している。発生異常のさらに4％が感染性病原体に起因し，2％が機械的な破綻に，1％以下が既知の化学物質／投薬の毒素に起因している[12]。葉酸依存性酵素をコードする2つの遺伝子の多型変異体，*MTHFS* A222Vと*MTHFD1* R653Qは，神経管欠損（NTD）などの発生異常と関連づけられている[27]。興味深いことに，これら*MTHFR*と*MTHFD1*の対立遺伝子変異体はHardy-Weinbergの平衡関係にはなく，このことは*MTHFR* A222Vが自然流産の危険因子であるという観察と矛盾しない[2,24,27-29]（表1）。

ゲノムの完全さ維持とそれに加わる進化的選択圧——繁殖のための生き残り：ヒトの遺伝的変異のあるものは，環境との継続的な相互作用の産物である。しかし，急速な環境変化は，環境適応性遺伝子の機能を損ない，疾患対立遺伝子を生じる結果になる可能性がある。ヒトに起きる変異の10〜15％に当たるものには，最近の選択圧の結果も含まれ，この選択圧は，欧米のライフスタイルを取り入れたことによって"可能になった"単純性疾患および複合体疾患の一因であると考えられる[33,34]。免疫，繁殖，栄養／代謝に関与する遺伝子には，進化や適応が加速されている証拠が明らかになっている[35,36]。事実，代謝，食物耐性，あるいは栄養要求に影響を及ぼすことが知られているヒト変異体対立遺伝子の多くが，正の選択の痕跡をゲノム上に残している[30,31,36,37]。例えば，成人における乳糖の消費は，*LCT*の*cis*-作動性転写エレメントの一塩基多型（SNP）によって可能にされている。このSNPは，北欧系の血筋の子孫に

濃縮され，成人期を通して本来的乳糖耐性となる[38-40]。鉄過剰症のリスクを付与する鉄関連 *HFE* 遺伝子（C282Y）のSNPにも選択の証拠が残されている。最近この多型が広がったことにより，鉄分が欠乏している地域では好都合になったり[41,42]，微生物感染に対する耐性を付与したりしているようである[43]。効率的なエタノール代謝を阻害するSNPにもまた，選択のゲノム痕跡が残されている[44,45]。

ゲノムが出生後の外部環境と適合性があるからといって，必ずしも母体内環境で問題がないとは言えない。MTHFR A222V 遺伝子型は，自然流産や発生異常のリスクファクターであるが，葉酸を十分に摂取している成人では大腸癌やその他の癌に対しては極めて防御的である[46,47]。MTHFR A222V変異体タンパク質は，リボフラビン・コファクターに対する結合性が低く熱不安定で，そのため，細胞のMTHFRの活性が低下する。その安定性は，葉酸が結合していると増加する[48]。この多型がNTDや癌の原因として，生化学的にどのような働きをするのかは明らかではないが，このSNPが葉酸ネットワークに影響を与えて，成人の大腸癌の防御については有利に働くが，同時に子宮内死についてはリスクとなるようである。一方，*HFE* 色素血症対立遺伝子（C282Y）は，成人には鉄過剰症の危険因子となるが，胎児死亡についてはリスクとはならない[49]。

妊娠・その他の環境へのゲノムの適応

"節約遺伝子"仮説は，欧米の食事やライフスタイルを取り入れた非西洋社会で起きた2型糖尿病の一時的流行を説明するために40年以上前に紹介された[50,51]。この仮説は，歴史的に飢餓が頻発したという記録に基づいており，食物をエネルギーや蓄積脂肪に効率よく転換し，効果的に飢餓に適応することを促し，またそれを可能にするゲノムが，粗末な環境によって選択された，という想定である。食物が十二分にある環境で進化したゲノムは，食物が多い条件下でも代謝性疾患になりにくいと推定される[51]。現在までのところ，この仮説を支持する決定的な"節約遺伝子"やそのように選択された対立遺伝子変異体はまだ確定されていない。しかし，生命の初期のクリティカルな時間帯における栄養的曝露が，食事などの環境曝露に対するゲノム応答に変化をもたらし，その結果，細胞ネットワークに終生的な再構築が起こる，ということを示す証拠が次第に増えてきている。しばしば"エピジェネティック・プログラミング"，"代謝インプリンティング"あるいは"生命初期プログラミング"などと呼ばれているネットワーク再構築は，栄養素欠乏状態で胎児が残存するためのメカニズムとして進化してきたのかもしれない。

WaterlandおよびGarza[52]は，代謝インプリンティングを，毒物学的応答というよりも，影響を受けた個体に，生涯"永久的"変化をもたらす"適応"現象であるとして，具体的な基準を設けた。この基準とは，1）個体発生のクリティカルな時間帯に限定された感受性，2）全成人期にわたる持続的効果，3）具体的で測定可能な結果，4）特定の曝露とその結果との用-量反応相関あるいは閾値相関，である。代謝インプリンティングのメカニズムは，依然としてほとんど解明されておらず，中毒状態や欠乏状態に関係するメカニズムに比べてかなり複雑であると思われる。催奇形物質の多くは，細胞ネットワークを崩壊させる異物であるが，代謝インプリンティングは，ゲノムメカニズムを通して生命の一段階のネットワーク機能を最適化する持続的適応応答であり，その機能特性は永久的である。しかし，そのような変化は，その後の生活で起こる環境の変化に対して（例えば，欠乏から余剰への過渡期）保護的に働くべき適応メカニズムを妨げたり，範囲を限定したりする可能性がある。このようにして，"インプリント"がいったん確立されると，システムの緩衝能が制限される。持続的余剰という進化的視点からは"目新しい"事態で，現代の肥満/2型糖尿病流行の核心とも思われる応答能力不足を説明できるかもしれない。

遺伝子転写物の用量変化は，ネットワーク動力学の顕著な特徴である。代謝インプリンティング，ネットワークのプログラミングおよび/あるいは再プログラミングなどのエピジェネティック現象は，応答や表現型の平均値の変化や，応答や表現

型の分布状態の変形を引き起こす[53]。学習の段階では，環境を感知する必要がある；すなわち，ネットワークの順応には，一次配列を変えず，DNA複製後も生き残り，潜在的に遺伝的な安定的あるいは準安定的なゲノム上の痕跡が必要である。エピジェネティックな痕跡としては，依然としてDNAおよびヒストンのメチル化の変化が有力であるが，それは，代謝ネットワーク，クロマチン構造，転写ネットワークと潜在的に関係しているためである。さらに，DNAやヒストンのメチル化は，準安定的，遺伝的であり，ゲノムの発現と安定性を変化させる。メチル化はより上位のゲノムシグナルであって，核受容体（例えば，ビタミンA，ビタミンD，ステロイドホルモン）を介した転写ネットワーク制御のような一過性の代謝あるいはホルモンのシグナルをくつがえすことができる。

例1："運河化"——遺伝的ばらつきのエピジェネティックな隠蔽？ 代謝インプリンティングのメカニズムに関する考えが最初に記録に現れるのは，Conrad Waddingtonが"運河化（canalization）"という言葉を作り出したときであろう。元来，ストレスのない状態で表現型のばらつき（異型）が表面化するのを隠す，という意味に使われたが，最近では，遺伝子多型の浸透，および/あるいは環境的な問題・挑戦から発生経路を温存するための表現型の緩衝作用という意味で使われている[53,54]。運河化は，ロバスト（壊れにくい）な発生過程と最適表現型に向けての自然選択を安定化させることを通じて進化するが[55-57]，別の表現では，表現型の類似性を達成するための形質のばらつきの削減と言ってもよい[56-58]。運河化の拡がり程度，限界，および機能上の能力はまだ解明されていない。そして異型表現型を隠蔽し，環境に対して抵抗力を持たせ，そして/あるいは発現を可能にするための基本的メカニズムについては，現在盛んに研究されている[53]。運河化は，ネットワークが至適な中間平衡状態を達成することを可能にしているようである。それは，高度に連結し，または縮重したネットワークの本質であり，最も効果的な方策だが[57]，ネットワーク力学を変化させてそれを達成することも可能である。

*Hsp90*は，最初に報告された運河化の候補遺伝子である。*Hsp90*は，クロマチン関連の熱ショックタンパク質として，クロマチン構築とシグナル伝達関連のタンパク質と相互作用するが，相互作用するタンパク質に機能型ならびに不活性型コンフォメーションを取らせることによって，それを安定化させる。ショウジョウバエとシロイヌナズナにおいて，この遺伝子が欠損すると，内在の異型表現型が劇的にアンマスクされ，その後それぞれの近交系集団内で選択や表現型の拡大を遂げることもある[59-61]。どのような異型表現型が現れるかは，組換え体近交系に既存の遺伝的な能力背景による[61]。アンマスクされた形質は，まだ選択を受けていない系統と外交配すると高い浸透率を示すこともあるが，それは*Hsp90*が機能的に欠損した系統のショウジョウバエの場合に限られる。このように，*Hsp90*発現により，潜在表現型の平均値，閾値，および/あるいは 変動幅が変えられるのである。これらの考察および他の実験により，*Hsp90*が遺伝子緩衝剤や運河化剤として働くことが立証されている[53]。しかし，*Hsp90*はまず個体の環境適応を可能にする過程で進化したのであって，その遺伝的緩衝能力は環境による選択の副産物であるということを示唆するエビデンスもある[55]。*Hsp90*の機能は，環境的撹乱の影響をやわらげるエピジェネティックな変化を実効性あるものにすることにあるのかもしれない。同様に，*Hsp90*の効果がエピジェネティックな機構によって修正されることもありうる。一例として，ヒストン脱アセチル化酵素の阻害剤が，鋭敏化（sensitized）された遺伝的背景の中では，*Hsp90*欠損の浸透率を減少させることがあげられる[53]。

例2：葉酸媒介1炭素代謝——代謝競合による遺伝的・後成的（エピジェネティック）経路の収束：葉酸はビタミンB群の一種であり，プリンヌクレオチドおよびチミジル酸（dTMP）を新規合成したり，ホモシステインからメチオニンに再メチル化したりするために，1炭素ユニットを運搬し活性化する代謝コファクターである。このネットワークが，葉酸媒介1炭素代謝として呼ばれるものである（図1-A）。メチオニンはその後，アデニル化されて*S*-アデノシルメチオニン

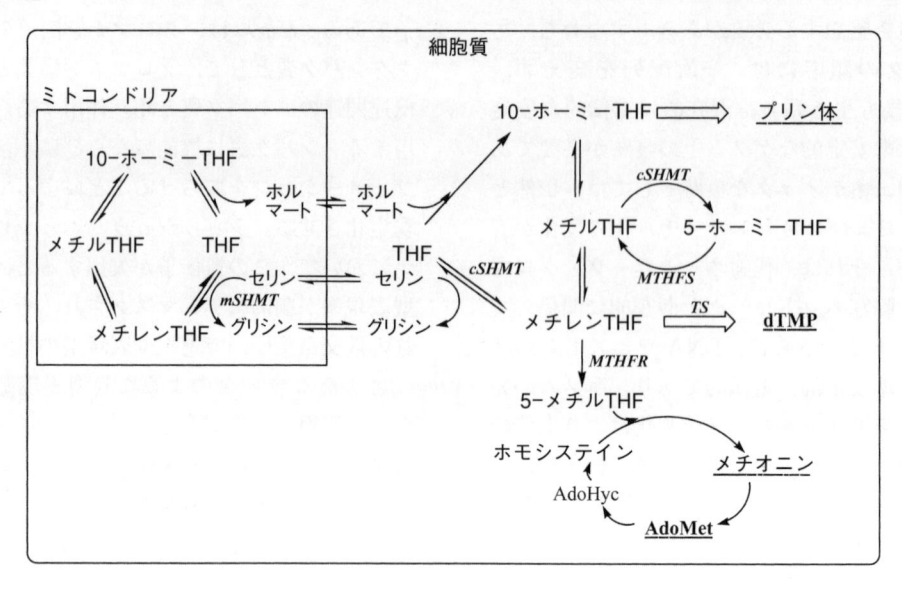

図1. A：細胞質における葉酸媒介1炭素代謝ネットワーク。葉酸媒介1炭素代謝は，ミトコンドリアと細胞質で起こる。ミトコンドリアの1炭素代謝では，セリンからギ酸塩を産生する。ギ酸塩は，ミトコンドリア膜を横断し，テトラヒドロ葉酸（THF）と縮合し，プリン体，dTMP，メチオニンに組み入れる。
B：cSHMTは，dTMP合成経路とメチオニン合成経路がmethyleneTHFをめぐって競合するのを媒介する。MTHFS：メチレンテトラヒドロ葉酸合成酵素，cSHMT：細胞質セリンヒドロキシメチル転移酵素，mSHMT：ミドコンドリアセリンヒドロキシメチル転移酵素，TS：チミジル酸合成酵素，MTHFR：メチレンテトラヒドロ葉酸還元酵素，AdoMet：S-アデノシルメチオニン，AdoHyc：S-アデノシルホモシステイン。

（AdoMet）を生成するが，このS-アデノシルメチオニンは，ヒストンおよびDNAのメチル化など，多くの細胞内メチル化反応のコファクターである[62]。栄養障害や高浸透性のSNPによってこの代謝ネットワークが損なわれると，癌や循環器系疾患などの病理症状や，自然流産やNTDのような発生異常のリスクが増大する。葉酸を補給することで，このような疾患のリスクを減少させることができるが，遺伝的に感受性の高い個体/集団に最大のメリットを与える。

メチオニンおよびdTMPの合成は，このネットワークの中で最も影響を受けやすい経路であり，それらが損傷を受けると，DNA合成および細胞内メチル化反応の忠実度がおびやかされる[62-64]。ヒストンやDNAのメチルトランスフェラーゼなど，AdoMet依存メチルトランスフェラーゼは，葉酸欠乏症において蓄積する産生物であるS-アデノシルホモシステイン（AdoHyc）によって阻害を受ける（図1-B）[65-67]。したがって，メチルトランスフェラーゼの活性は，細胞の

AdoMet/AdoHyc比あるいは細胞の"メチル化ポテンシャル"と呼ばれている数値によって決まるので，メチルトランスフェラーゼは葉酸代謝ネットワークの効率のセンサー的役割を果たしている[66,67]。ゲノム全体のメチルシトシン含量は，AdoMet/AdoHyc比を敏感に反映し，遺伝子発現，DNAの安定性，突然変異率のすべてに影響を与える[68]。

NTD，自然流産，あるいは癌などの葉酸関連疾患の根底にあるメカニズムはまだ解明されていないが，dTMP，および/あるいはAdoMet合成経路の流量が不十分であるのが原因ではないかと推測されている。したがって，これらの疾患の原因としては，ゲノム合成（有糸分裂）の速度，ゲノム安定性，および/あるいはメチル化感受性の遺伝子発現などの欠陥が考えられる[62]。数多くの研究によると，チミジル酸合成酵素によって触媒される葉酸依存dTMP合成と，メチレンテトラヒドロ葉酸還元酵素（MTHFR）によって触媒される5-メチルTHF合成（AdoMet合成につながる）は，ネットワーク内で競合する経路である。これらは，限られた量のコファクター・メチレンテトラヒドロ葉酸（メチレンTHF）のプールを奪い合うのである（図1-B）[62,66,67]。この代謝競合には，前述した*MTHFR* A222V遺伝子多型によって不均衡が生じる。この機能的SNPがMTHFRの活性を減少させ，ネットワークに次の2つの影響を与える。すなわち，1）ホモシステインからメチオニンへの再メチル化が阻害される。したがって，全DNAメチル化が減少し，遺伝子発現にも影響が出る[69,70]。2）デオキシウリジンモノリン酸（dUMP）からデオキシチミジンモノリン酸（dTMP）への転換が増加する[71]。ネットワークにおけるこの変化は，自然流産とNTDの危険性の増加，そして逆に成人では大腸癌の危険性の減少を伴う[47]。このことは，胎児環境と成人環境にとって，最適なネットワークの機能や所産（output）が異なることを例証している。実験系で葉酸関連疾患の正確なメカニズムを明確にするのは有意義であるが，難題でもある。なぜなら，要因が遺伝的であれ環境的であれ，メチレンTHFの代謝競合に影響を及ぼす因子は，dTMP合成の効率とAdoMet合成の効率の双方をも変化させるからである（図1-B）。

1炭素代謝，特にAdoMetサイクルでの変化は，ゲノムのメチル化に劇的な影響を与える可能性がある。ゲノム全体のメチル化および対立遺伝子特異的DNAのメチル化の両方が，葉酸代謝により影響を受ける[72,73]。葉酸欠乏により誘発されるDNAの低メチル化は，哺乳類のゲノムに主に3つの影響を与える。1）プロモーターのメチル化によって制御される遺伝子（癌抑制遺伝子を含む）の転写を変化させる[73,74]，2）ゲノムの突然変異率に影響を与える，3）共通の反復配列を介したレトロウイルスとの染色体間の組換え（通常はメチル化により抑制されている）を起こす[75]。高ホモシステイン血症は，ホモシステインを効率よく代謝できないために細胞内AdoHycが蓄積することに起因する。この疾患の患者には，DNA低メチル化，および，伴性遺伝子やインプリント遺伝子（*H19*など）の単一対立遺伝子発現から複対立遺伝子発現へのホモシステイン依存性の転換がみられる。これらの患者に葉酸を補充することにより，ホモシステインのレベルをベースラインに回復し，全DNA低メチル化を逆転させ，インプリント遺伝子の単一対立遺伝子発現を回復することができる[76]。*H19*の複対立遺伝子発現を示す高ホモシステイン血症患者では，密に連鎖した*IGF2*遺伝子の発現は極めて微量であるが，葉酸治療を行うと，*IGF2*の発現は有意に増加する。*H19*遺伝子のSNPが臍帯血のIGF-Ⅱレベルや新生児の大きさに関係しているということは，興味深いことである[77]。

葉酸を介したメチル化によるゲノムの変化は，発生初期に不可逆的に設定される。すなわち，"インプリント"される。非致死性の黄色アグーチ（*Avy*）マウスモデルにおいては，母親の食餌によって，次世代の被毛の色が決められる[78]。このマウス系にはトランスポゾンがあり，それがアグーチ遺伝子の5′エクソンに組み込まれ，DNAメチル化をその遺伝子座に呼び込むのである。このモデルでは，母体の1炭素状態によりアグーチ遺伝子座でのシトシンメチル化の密度，ひいてはアグーチ遺伝子転写のレベルが決まるのである[78]。

メチル化のパターンとそれが被毛の色に与える影響，そしてこれは推測であるが関係する代謝の特徴も，その動物では生涯維持される[79]。しかしながら，*Axin-fused* マウスモデルの研究では，母体の葉酸と1炭素状態のプロモーターとトランスポゾンのメチル化に対する影響を示すことができなかった[80]。すなわち，メチル化されたゲノム座のすべてが，1炭素代謝ネットワークの代謝変化を感知するとは限らないということである。AdoMet/AdoHyc 比の変化による影響を，DNAあるいはヒストンのメチル化を介してこうむる転写ユニット，そして栄養的インプリンティングが発効する発生期のクリティカルな時間帯を特定することは，発生異常などの葉酸が関係する疾病のメカニズムを解明するうえで不可欠である。

栄養センサー，代謝スイッチ，潜在的後成プログラマーとしての細胞質セリンヒドロキシメチル転移酵素

1炭素代謝ネットワークの一大特徴は，代謝シグナルを，じかにエピジェネティックな痕跡に変形させて，生物的適応を可能にすることである。1炭素ネットワークが多くの栄養素と代謝状態の導管およびセンサーの役割を果たしていることが，最近数多く実証されている。このネットワークがどのぐらいの範囲で感知できるかを究明するのが，現在活発に行われている研究の焦点である。ネットワーク中の酵素のひとつである細胞質セリンヒドロキシメチル転移酵素（cSHMT）は，ヌクレオチド生合成と細胞のメチル化の間の代謝競合を緩衝する栄養センサーとして認められている。この代謝競合は，DNA合成の速度と忠実度に影響を与え，細胞のメチル化を制御することにより，クロマチンの塩基配列以外の状態を変化させるのである[81]。cSHMT の発現は，ネットワークに2つの独立した影響を与える。すなわち，dTMP合成経路の1炭素の流束（flux）を増加させることと，5-methylTHF を使えなくすることによりAdoMet 合成経路を抑制することである（図1-B）[81]。さらに，cSHMT の発現は亜鉛や鉄/フェリチンなどの栄養素によりダイナミックに制御され[83]，その活性は，葉酸とビタミン B_6 両方の利用可能度によっても影響を受ける[72]。

大部分の葉酸依存の生合成酵素とちがって，cSHMT は組織特異的に発現する[84]。成人では，cSHMT の発現は，腎臓，肝臓，腸陰窩，中枢神経系の神経領域などの幹細胞に限られる。マウスの胎芽では，cSHMT は，神経上皮，背側神経管，中脳－後脳の境界，菱脳節3および5，頭蓋顔面構造，腸陰窩，心臓，歯の原基などの発生異常に関係する組織に発現する（P. Stoverによるが未発表）。cSHMT 酵素は，葉酸関連疾病に関係する組織すべてに発現する。その胎芽期の発現パターンは，代謝の役割というよりも情報伝達あるいはパターン形成で機能しているほうが似つかわしい。cSHMT は，1炭素代謝ネットワーク内で栄養センサーとして働くことに加えて，ネットワーク内に浸透している対立遺伝子変異体の影響をやわらげる可能性もある。また，cSHMT と MTHFR 遺伝子の SNP は，循環器系疾患の危険因子として強く相互作用する[85]。1炭素ネットワークを緩衝している栄養センサーの役割と制御を理解することは，栄養素によって後成的プログラムを操作し，遺伝的に多様な集団の健康状態を最適化するには不可欠である。

◆ 栄養による妊娠のアウトカムの改善

微量栄養素による食物強化を含む公衆衛生的な加療は，母体の栄養素欠乏症や栄養過剰に伴う有害な結末を予防するためにしばしば有効であった。立法的施策として成功した例としては，穀類に葉酸を強化することにより NTD を予防したり[86]，食塩にヨウ素を強化することによりクレチン病を予防したり[87]，妊娠中はアルコールを控えるように指導することにより胎児性アルコール症候群を予防したり[88]，種々の担体を用いて鉄欠乏症を予防した例である[89]。これらの成功によって，母親の食事や乳児用調乳をさらに改善して，短期的・長期的に最適な成果を出す取組みに弾みがついたし，病気の予防や治療的アプローチの改善といった限られた目標よりも，生物医学的アプローチで機能を最適化することに拍車がかかることを予感させた。例えば，出生前，および/あるいは出生後すぐにドコサヘキサエン酸（DHA）[90]やコリン[91]

を補充すると，一生を通じて中枢神経系の機能および認知能力が上昇するということが実証されている。補助生殖医療が広く普及してきているため，ヒトの胎芽の栄養所要量と毒性を特定することも，新たな挑戦と言えるだろう。この分野のさらなる発展のためには，つぎの発達の各段階でうまく適応するために重要で栄養的修飾可能な発生ネットワークとその決定的な時間帯を見極めて理解すること，そして栄養的介入の効率と効果のバリデーションを行うことが必要である。以下に，胎芽や胎児の栄養についてより深い理解が要求されている2つの課題を例示する。

胎芽の栄養と最適な培地

すべての場合というわけではないが，ヒトでは自然受胎に比べて体外受精による妊娠の自然流産率が高いという研究があり，これは卵子と胎芽の回収と初期操作のためかもしれない[16,92]。ヒトの体外受精では，子宮内胎児発育遅滞が予想以上に多いという別の研究もある[93]。ヒツジおよび他の哺乳類の胎芽用培地の組成が，$H19$, $Igf2$, $Igf2r$ などのインプリント遺伝子の発現とメチル化に影響を与え，これが large offspring syndrome をもたらす[93-97]。胚発生初期から乳児期を通して環境感受性のメチル化パターンの確立に関係するクリティカルな時間帯は数多くあるようで，これらはネットワークおよび/あるいは対立遺伝子に特異的であると思われる[98,99]。これらのネットワークのいくつかは，1炭素代謝に感受性があると思われる。ゲノムのメチル化の影響は，非致死性の黄色アグーチ（Avy）マウスで明らかである[78]。グルココルチコイド受容体の機能にみられるように，メチル化酵素/脱メチル化酵素活性の対立遺伝子あるいは遺伝子座に特異的なターゲティングに反応すると考えられるネットワークもある[100]。近年，補助生殖の需要がますます増加しており，差し迫った主要課題が浮き彫りになってきているが，それらはネットワーク機能のちがい，いろいろの種に存在する後成的な修飾とその決定の時間帯，そして初期の代謝的出来事がエピジェネティックな，あるいはその他のメカニズムを通じて遅発性成人疾患を起こすという現実である。

母体の栄養と胎芽救命

胎芽救命の概念，あるいは"適切な食事は遺伝的変異を隠す"[101] という説は，マウスや酵母において，食事によって遺伝子破壊を栄養的に救助したり，代償したり（生存能あるいは表現型）した数多くの例によって実証されている[2,3,6,62,102-104]。$MTHFR$ と TC の多型対立遺伝子が発生異常および自然流産の共通のリスクとなること，そして $MTHFR$ の SNP が関係する発生異常のリスクが葉酸によって減少するという知見を根拠に，高ホモシステイン血症にかかりやすい女性では，葉酸およびビタミン B_{12} を補充すると自然流産の危険性を減少させることができるという提唱がなされた[20-23]。ヒトの胎芽を栄養によって救命するという概念を確認するための最初の研究が，南スペインでなされた。この研究およびその後の追跡研究において，母胎に葉酸を補充することにより，この地域集団における自然流産のリスクから胎児が救われ，$MTHFR$ A222V 対立遺伝子が広まったことが明らかになった[105,106]。この観察は，他の地域集団で再確認される必要がある[107]。強化食品や補助食品を用いると，健康的で自然な食事では摂取できない量の栄養を母体が摂取することができるが，これを長期間摂取することにより自然流産の恐れがある胎児を救命できる可能性が出てきたということは，地域社会とその地域社会の保健にたずさわる人々に公衆衛生のあり方と倫理的課題を投げかけるものである。

◆ 結　論

ゲノム配列解読の成功により，遺伝子個々の機能をより広く理解することができるようになっただけでなく，内因性および/あるいは　外因性影響によってもたらされる複雑な遺伝子相互作用に応答するメカニズムを深く理解できるようになった。疫学的研究，動物実験，組織・細胞培養実験は，栄養が健康の外因的決定因子として重要な役割を果たすことを実証してきた。後成的（塩基配列の変化を伴わない）メカニズムやその他のメカニズムが栄養環境に対してとる応答が，現世代そしておそらく次世代に，短期的・持続的影響を及ぼすのは，明らかである。このような食事・健

康・ゲノムの関係に対する理解の広がりが，この応答性を利用して，健康的・不健康的表現型を操作できるという見解の裏づけとなっている。前者の健康的表現型はどのようにすれば得られるかについては，発生初期およびその後に続く生命段階でのゲノム制御で栄養素がどのような役割を果たすのかについての知識が不十分なために，その姿はほとんどまだ目に見えていない。このような問題については，地球規模および地方の食糧の組成を総合的に操作する能力がより顕著な結果をもたらすであろう。"人は食べる物でわかる（you are what you eat）"という格言は，昔から人々が思っていたよりずっと深い意味を示しているのかもしれない。

（訳／有田宏行）

1. Venter JC, Adams MD, Myers EW, Li PW, Mural RJ, Sutton GG, et al. The sequence of the human genome. Science. 2001;291:1304–1351.
2. Stover PJ. Nutritional genomics. Physiol Genomics. 2004;16:161–165.
3. Stover PJ, Garza C. Bringing individuality to public health recommendations. J Nutr. 2002;132(8 suppl):2476S–2480S.
4. Morohashi M, Winn AE, Borisuk MT, Bolouri H, Doyle J, Kitano H. Robustness as a measure of plausibility in models of biochemical networks. J Theor Biol. 2002;216:19–30.
5. Greenspan RJ. The flexible genome. Nat Rev Genet. 2001;2:383–387.
6. Pal C, Papp B, Hurst LD. Genomic function: Rate of evolution and gene dispensability. Nature. 2003;421:496–498.
7. Giaever G, Chu AM, Ni L, Connelly C, Riles L, Veronneau S, et al. Functional profiling of the Saccharomyces cerevisiae genome. Nature. 2002;418:387–391.
8. Gasch AP, Werner-Washburne M. The genomics of yeast responses to environmental stress and starvation. Funct Integr Genomics. 2002;2:181–192.
9. Gasch AP, Spellman PT, Kao CM, et al. Genomic expression programs in the response of yeast cells to environmental changes. Mol Biol Cell. 2000;11:4241–4257.
10. Albert R, Jeong H, Barabasi AL. Error and attack tolerance of complex networks. Nature. 2000;406:378–382.
11. Delhanty JD. Preimplantation genetics: an explanation for poor human fertility? Ann Hum Genet. 2001;65(part 4):331–338.
12. Brent RL, Beckman DA. The contribution of environmental teratogens to embryonic and fetal loss. Clin Obstet Gynecol. 1994;37:646–670.
13. Edmonds DK, Lindsay KS, Miller JF, Williamson E, Wood PJ. Early embryonic mortality in women. Fertil Steril. 1982;38:447–453.
14. Edwards RG. Recent scientific and medical advances in assisted human conception. Int J Dev Biol. 1997;41:255–262.
15. Wilcox AJ, Weinberg CR, O'Connor JF, et al. Incidence of early loss of pregnancy. N Engl J Med. 1988;319:189–194.
16. Bulletti C, Flamigni C, Giacomucci E. Reproductive failure due to spontaneous abortion and recurrent miscarriage. Hum Reprod Update. 1996;2:118–136.
17. Brock DJ, Holloway S. Fertility of older women. Lancet. 1990;335:1470.
18. Cowchock FS, Gibas Z, Jackson LG. Chromosome errors as a cause of spontaneous abortion: the relative importance of maternal age and obstetric history. Fertil Steril. 1993;59:1011–1014.
19. Gris JC, Perneger TV, Quere I, et al. Antiphospholipid/antiprotein antibodies, hemostasis-related autoantibodies, and plasma homocysteine as risk factors for a first early pregnancy loss: a matched case-control study. Blood. 2003;102:3504–3513.
20. Zetterberg H. Methylenetetrahydrofolate reductase and transcobalamin genetic polymorphisms in human spontaneous abortion: biological and clinical implications. Reprod Biol Endocrinol. 2004;2:7.
21. Zetterberg H, Regland B, Palmer M, et al. Increased frequency of combined methylenetetrahydrofolate reductase C677T and A1298C mutated alleles in spontaneously aborted embryos. Eur J Hum Genet. 2002;10:113–118.
22. Zetterberg H, Regland B, Palmer M, et al. The transcobalamin codon 259 polymorphism influences the risk of human spontaneous abortion. Hum Reprod. 2002;17:3033–3036.
23. Zetterberg H, Zafiropoulos A, Spandidos DA, Rymo L, Blennow K. Gene-gene interaction between fetal MTHFR 677C→T and transcobalamin 776C→G polymorphisms in human spontaneous abortion. Hum Reprod. 2003;18:1948–1950.
24. Nelen WL, Blom HJ, Steegers EA, den Heijer M, Eskes TK. Hyperhomocysteinemia and recurrent early pregnancy loss: a meta-analysis. Fertil Steril. 2000;74:1196–1199.
25. Nelen WL. Hyperhomocysteinaemia and human reproduction. Clin Chem Lab Med. 2001;39:758–763.
26. Isotalo PA, Wells GA, Donnelly JG. Neonatal and fetal methylenetetrahydrofolate reductase genetic polymorphisms: an examination of C677T and A1298C mutations. Am J Hum Genet. 2000;67:986–990.
27. Brody LC, Conley M, Cox C, et al. A polymorphism, R653Q, in the trifunctional enzyme methylenetetrahydrofolate dehydrogenase/methenyltetrahydrofolate cyclohydrolase/formyltetrahydrofolate synthetase is a maternal genetic risk factor for neural tube defects: Report of the Birth Defects Research Group. Am J Hum Genet. 2002;71:1207–1215.
28. Nelen WL, Blom HJ, Steegers EA, den Heijer M, Thomas CM, Eskes TK. Homocysteine and folate levels as risk factors for recurrent early pregnancy loss. Obstet Gynecol. 2000;95:519–524.
29. Nelen WL, Blom HJ, Thomas CM, Steegers EA,

Boers GH, Eskes TK. Methylenetetrahydrofolate reductase polymorphism affects the change in homocysteine and folate concentrations resulting from low dose folic acid supplementation in women with unexplained recurrent miscarriages. J Nutr. 1998;128:1336–1341.

30. Akey JM, Eberle MA, Rieder MJ, et al. Population history and natural selection shape patterns of genetic variation in 132 genes. PLoS Biol. 2004;2: e286.

31. Wooding S. Natural selection: sign, sign, everywhere a sign. Curr Biol. 2004;14:R700–R701.

32. Wooding S. PopHist: inferring population history from the spectrum of allele frequencies. Bioinformatics. 2003;19:539–540.

33. Jorde LB, Watkins WS, Bamshad MJ, et al. The distribution of human genetic diversity: a comparison of mitochondrial, autosomal, and Y-chromosome data. Am J Hum Genet. 2000;66:979–988.

34. Jorde LB, Wooding SP. Genetic variation, classification and "race." Nat Genet. 2004;36(11 suppl): S28–S33.

35. Clark AG, Glanowski S, Nielsen R, et al. Inferring nonneutral evolution from human-chimp-mouse orthologous gene trios. Science. 2003;302:1960–1963.

36. Bamshad M, Wooding SP. Signatures of natural selection in the human genome. Nat Rev Genet. 2003;4:99–111.

37. Akey JM, Zhang G, Zhang K, Jin L, Shriver MD. Interrogating a high-density SNP map for signatures of natural selection. Genome Res. 2002;12: 1805–1814.

38. Poulter M, Hollox E, Harvey CB, et al. The causal element for the lactase persistence/non-persistence polymorphism is located in a 1 Mb region of linkage disequilibrium in Europeans. Ann Hum Genet. 2003;67(part 4):298–311.

39. Enattah NS, Sahi T, Savilahti E, Terwilliger JD, Peltonen L, Jarvela I. Identification of a variant associated with adult-type hypolactasia. Nat Genet. 2002;30:233–237.

40. Bersaglieri T, Sabeti PC, Patterson N, et al. Genetic signatures of strong recent positive selection at the lactase gene. Am J Hum Genet. 2004;74: 1111–1120.

41. Toomajian C, Ajioka RS, Jorde LB, Kushner JP, Kreitman M. A method for detecting recent selection in the human genome from allele age estimates. Genetics. 2003;165:287–297.

42. Toomajian C, Kreitman M. Sequence variation and haplotype structure at the human HFE locus. Genetics. 2002;161:1609–1623.

43. Beutler E. Iron absorption in carriers of the C282Y hemochromatosis mutation. Am J Clin Nutr. 2004; 80:799–800.

44. Osier MV, Pakstis AJ, Soodyall H, et al. A global perspective on genetic variation at the ADH genes reveals unusual patterns of linkage disequilibrium and diversity. Am J Hum Genet. 2002;71:84–99.

45. Loew M, Boeing H, Sturmer T, Brenner H. Relation among alcohol dehydrogenase 2 polymorphism, alcohol consumption, and levels of gamma-glutamyltransferase. Alcohol. 2003;29:131–135.

46. Ma J, Stampfer MJ, Giovannucci E, et al. Methylenetetrahydrofolate reductase polymorphism, dietary interactions, and risk of colorectal cancer. Cancer Res. 1997;57:1098–1102.

47. Bailey LB. Folate, methyl-related nutrients, alcohol, and the MTHFR 677C→T polymorphism affect cancer risk: intake recommendations. J Nutr. 2003;133(11 suppl 1):3748S–3753S.

48. Guenther BD, Sheppard CA, Tran P, Rozen R, Matthews RG, Ludwig ML. The structure and properties of methylenetetrahydrofolate reductase from Escherichia coli suggest how folate ameliorates human hyperhomocysteinemia. Nat Struct Biol. 1999;6:359–365.

49. Nelson RL, Persky V, Davis F, Becker E. Is hereditary hemochromatosis a balanced polymorphism? An analysis of family size among hemochromatosis heterozygotes. Hepatogastroenterology. 2001;48: 523–526.

50. Neel JV. Diabetes mellitus: a "thrifty" genotype rendered detrimental by "progress"? Am J Hum Genet. 1962;14:353–362.

51. Diamond J. The double puzzle of diabetes. Nature. 2003;423:599–602.

52. Waterland RA, Garza C. Potential mechanisms of metabolic imprinting that lead to chronic disease. Am J Clin Nutr. 1999;69:179–197.

53. Ruden DM, Garfinkel MD, Sollars VE, Lu X. Waddington's widget: Hsp90 and the inheritance of acquired characters. Semin Cell Dev Biol. 2003;14: 301–310.

54. Ruden DM, Xiao L, Garfinkel MD, Lu X. Hsp90 and environmental impacts on epigenetic states: a model for the trans-generational effects of diethylstibesterol on uterine development and cancer. Hum Mol Genet. 2005;14(suppl 1):R149–R155.

55. Milton CC, Huynh B, Batterham P, Rutherford SL, Hoffmann AA. Quantitative trait symmetry independent of Hsp90 buffering: distinct modes of genetic canalization and developmental stability. Proc Natl Acad Sci U S A. 2003;100:13396–13401.

56. Gibson G, Wagner G. Canalization in evolutionary genetics: a stabilizing theory? Bioessays. 2000;22: 372–380.

57. Siegal ML, Bergman A. Waddington's canalization revisited: developmental stability and evolution. Proc Natl Acad Sci U S A. 2002;99:10528–10532.

58. Davey Smith G, Ebrahim S. "Mendelian randomization": can genetic epidemiology contribute to understanding environmental determinants of disease? Int J Epidemiol. 2003;32:1–22.

59. Rutherford SL. From genotype to phenotype: buffering mechanisms and the storage of genetic information. Bioessays. 2000;22:1095–1105.

60. Rutherford SL, Lindquist S. Hsp90 as a capacitor for morphological evolution. Nature. 1998;396:336–342.

61. Queitsch C, Sangster TA, Lindquist S. Hsp90 as a capacitor of phenotypic variation. Nature. 2002; 417:618–624.

62. Stover PJ. Physiology of folate and vitamin B12 in health and disease. Nutr Rev. 2004;62(6 part 2): S3–S13.

63. Suh JR, Herbig AK, Stover PJ. New perspectives on folate catabolism. Annu Rev Nutr. 2001;21:255–282.

64. Blount BC, Mack MM, Wehr CM, et al. Folate deficiency causes uracil misincorporation into human DNA and chromosome breakage: implications for cancer and neuronal damage. Proc Natl Acad Sci U S A. 1997;94:3290–3295.

65. Clarke S, Banfield K. S-adenosylmethionine-dependent methyltransferases. In: Carmel R, Jacobson DW, eds. Homocysteine in Health and Disease. Cambridge, UK: Cambridge University Press; 2001.

66. Finkelstein JD. Homocysteine: a history in progress. Nutr Rev. 2000;58:193–204.

67. Finkelstein JD. Pathways and regulation of homocysteine metabolism in mammals. Semin Thromb

Hemost. 2000;26:219–225.
68. Choi SW, Mason JB. Folate and carcinogenesis: an integrated scheme. J Nutr. 2000;130:129–132.
69. Oyama K, Kawakami K, Maeda K, Ishiguro K, Watanabe G. The association between methylenetetrahydrofolate reductase polymorphism and promoter methylation in proximal colon cancer. Anticancer Res. 2004;24:649–654.
70. Shelnutt KP, Kauwell GP, Gregory JF 3rd, et al. Methylenetetrahydrofolate reductase 677C→T polymorphism affects DNA methylation in response to controlled folate intake in young women. J Nutr Biochem. 2004;15:554–560.
71. Quinlivan EP, Davis SR, Shelnutt KP, et al. Methylenetetrahydrofolate reductase 677C→T polymorphism and folate status affect one-carbon incorporation into human DNA deoxynucleosides. J Nutr. 2005;135:389–396.
72. Zanetti KA, Stover PJ. Pyridoxal phosphate inhibits dynamic subunit interchange among serine hydroxymethyltransferase tetramers. J Biol Chem. 2003;278:10142–10149.
73. Zingg JM, Jones PA. Genetic and epigenetic aspects of DNA methylation on genome expression, evolution, mutation and carcinogenesis. Carcinogenesis. 1997;18:869–882.
74. Mason JB, Kim Y. Nutritional strategies in the prevention of colorectal cancer. Curr Gastroenterol Rep. 1999;1:341–353.
75. Kim M, Trinh BN, Long TI, Oghamian S, Laird PW. Dnmt1 deficiency leads to enhanced microsatellite instability in mouse embryonic stem cells. Nucleic Acids Res. 2004;32:5742–5749.
76. Ingrosso D, Cimmino A, Perna AF, et al. Folate treatment and unbalanced methylation and changes of allelic expression induced by hyperhomocysteinaemia in patients with uraemia. Lancet. 2003;361:1693–1699.
77. Petry CJ, Ong KK, Barratt BJ, et al. Common polymorphism in H19 associated with birthweight and cord blood IGF-II levels in humans. BMC Genet. 2005;6:22.
78. Waterland RA, Jirtle RL. Early nutrition, epigenetic changes at transposons and imprinted genes, and enhanced susceptibility to adult chronic diseases. Nutrition. 2004;20:63–68.
79. Waterland RA, Jirtle RL. Transposable elements: targets for early nutritional effects on epigenetic gene regulation. Mol Cell Biol. 2003;23:5293–5300.
80. Waterland RA, Shi X, Lin, JR, Smith CA. Nutritional epigenetics in axin-fused (Axin[fu]) mice: kinky "tales" about mom's diet [abstract]. In: Proceedings of the Federation of American Societies for Experimental Biology Conference. Part I (abstract 161.2); 2005; A218–A219.
81. Herbig K, Chiang EP, Lee LR, Hills J, Shane B, Stover PJ. Cytoplasmic serine hydroxymethyltransferase mediates competition between folate-dependent deoxyribonucleotide and S-adenosylmethionine biosyntheses. J Biol Chem. 2002;277:38381–38389.
82. Perry C, Sastry R, Nasrallah IM, Stover PJ. Mimosine attenuates serine hydroxymethyltransferase transcription by chelating zinc: implications for inhibition of DNA replication. J Biol Chem. 2005;280:396–400.
83. Oppenheim EW, Adelman C, Liu X, Stover PJ. Heavy chain ferritin enhances serine hydroxymethyltransferase expression and de novo thymidine biosynthesis. J Biol Chem. 2001;276:19855–19861.
84. Girgis S, Nasrallah IM, Suh JR, et al. Molecular cloning, characterization and alternative splicing of the human cytoplasmic serine hydroxymethyltransferase gene. Gene. 1998;210:315–324.
85. Lim U, Peng K, Shane B, et al. Polymorphisms in cytoplasmic serine hydroxymethyltransferase and methylenetetrahydrofolate reductase affect the risk of cardiovascular disease in men. J Nutr. 2005;135:1989–1994.
86. Honein MA, Paulozzi LJ, Mathews TJ, Erickson JD, Wong LY. Impact of folic acid fortification of the US food supply on the occurrence of neural tube defects. JAMA. 2001;285:2981–2986.
87. Delange FM. Control of iodine deficiency in western and central Europe. Cent Eur J Public Health. 2003;11:120–123.
88. Centers for Disease Control and Prevention (CDC). Alcohol consumption among women who are pregnant or who might become pregnant—United States, 2002. MMWR Morb Mortal Wkly Rep. 2004;53:1178–1181.
89. Swanson CA. Iron intake and regulation: implications for iron deficiency and iron overload. Alcohol. 2003;30:99–102.
90. Mellott TJ, Williams CL, Meck WH, Blusztajn JK. Prenatal choline supplementation advances hippocampal development and enhances MAPK and CREB activation. FASEB J. 2004;18:545–547.
91. Heird WC, Lapillonne A. The role of essential fatty acids in development. Annu Rev Nutr. 2005;25:549–571.
92. Stillman RJ, Rosenberg MJ, Sachs BP. Smoking and reproduction. Fertil Steril. 1986;46:545–566.
93. De Rycke M, Liebaers I, Van Steirteghem A. Epigenetic risks related to assisted reproductive technologies: risk analysis and epigenetic inheritance. Hum Reprod. 2002;17:2487–2494.
94. Sinclair KD, Dunne LD, Maxfield EK, et al. Fetal growth and development following temporary exposure of day 3 ovine embryos to an advanced uterine environment. Reprod Fertil Dev. 1998;10:263–269.
95. Young LE, Fernandes K, McEvoy TG, et al. Epigenetic change in IGF2R is associated with fetal overgrowth after sheep embryo culture. Nat Genet. 2001;27:153–154.
96. Khosla S, Dean W, Reik W, Feil R. Culture of preimplantation embryos and its long-term effects on gene expression and phenotype. Hum Reprod Update. 2001;7:419–427.
97. Gao S, Latham KE. Maternal and environmental factors in early cloned embryo development. Cytogenet Genome Res. 2004;105:279–284.
98. Weaver IC, Cervoni N, Champagne FA, et al. Epigenetic programming by maternal behavior. Nat Neurosci. 2004;7:847–854.
99. Weaver IC, Diorio J, Seckl JR, Szyf M, Meaney MJ. Early environmental regulation of hippocampal glucocorticoid receptor gene expression: characterization of intracellular mediators and potential genomic target sites. Ann N Y Acad Sci. 2004;1024:182–212.
100. Thomassin H, Flavin M, Espinas ML, Grange T. Glucocorticoid-induced DNA demethylation and gene memory during development. Embo J. 2001;20:1974–1983.
101. Pennisi E. Evolution of developmental diversity. Evo-devo devotees eye ocular origins and more. Science. 2002;296:1010–1011.
102. Pasqualetti M, Neun R, Davenne M, Rijli FM. Reti-

noic acid rescues inner ear defects in Hoxa1 deficient mice. Nat Genet. 2001;29:34–39.
103. Zhao R, Russell RG, Wang Y, et al. Rescue of embryonic lethality in reduced folate carrier-deficient mice by maternal folic acid supplementation reveals early neonatal failure of hematopoietic organs. J Biol Chem. 2001;276:10224–10228.
104. Finnell RH, Spiegelstein O, Wlodarczyk B, et al. DNA methylation in Folbp1 knockout mice supplemented with folic acid during gestation. J Nutr. 2002;132(8 suppl):2457S–2461S.
105. Munoz-Moran E, Dieguez-Lucena JL, Fernandez-Arcas N, Peran-Mesa S, Reyes-Engel A. Genetic selection and folate intake during pregnancy. Lancet. 1998;352:1120–1121.
106. Reyes-Engel A, Munoz E, Gaitan MJ, et al. Implications on human fertility of the 677C→T and 1298A→C polymorphisms of the MTHFR gene: consequences of a possible genetic selection. Mol Hum Reprod. 2002;8:952–957.
107. Whitehead AS. Changes in MTHFR genotype frequencies over time. Lancet. 1998;352:1784–1785.
108. Bailey LB, Gregory JF 3rd. Folate metabolism and requirements. J Nutr. 1999;129:779–782.
109. von Linsingen R, Bompeixe EP, Bicalho Mda G. A case-control study in IL6 and TGFB1 gene polymorphisms and recurrent spontaneous abortion in southern Brazilian patients. Am J Reprod Immunol. 2005;53:94–99.
110. Prigoshin N, Tambutti M, Larriba J, Gogorza S, Testa R. Cytokine gene polymorphisms in recurrent pregnancy loss of unknown cause. Am J Reprod Immunol. 2004;52:36–41.
111. Daher S, Shulzhenko N, Morgun A, et al. Associations between cytokine gene polymorphisms and recurrent pregnancy loss. J Reprod Immunol. 2003;58:69–77.
112. Perni SC, Vardhana S, Tuttle SL, Kalish RB, Chasen ST, Witkin SS. Fetal interleukin-1 receptor antagonist gene polymorphism, intra-amniotic interleukin-1beta levels, and history of spontaneous abortion. Am J Obstet Gynecol. 2004;191:1318–1323.
113. Sata F, Yamada H, Yamada A, et al. A polymorphism in the CYP17 gene relates to the risk of recurrent pregnancy loss. Mol Hum Reprod. 2003;9:725–728.
114. Suryanarayana V, Deenadayal M, Singh L. Association of CYP1A1 gene polymorphism with recurrent pregnancy loss in the South Indian population. Hum Reprod. 2004;19:2648–2652.
115. Schweikert A, Rau T, Berkholz A, Allera A, Daufeldt S, Wildt L. Association of progesterone receptor polymorphism with recurrent abortions. Eur J Obstet Gynecol Reprod Biol. 2004;113:67–72.
116. Sata F, Yamada H, Kondo T, et al. Glutathione S-transferase M1 and T1 polymorphisms and the risk of recurrent pregnancy loss. Mol Hum Reprod. 2003;9:165–169.
117. Finan RR, Tamim H, Ameen G, Sharida HE, Rashid M, Almawi WY. Prevalence of factor V G1691A (factor V-Leiden) and prothrombin G20210A gene mutations in a recurrent miscarriage population. Am J Hematol. 2002;71:300–305.
118. Tempfer C, Unfried G, Zeillinger R, Hefler L, Nagele F, Huber JC. Endothelial nitric oxide synthase gene polymorphism in women with idiopathic recurrent miscarriage. Hum Reprod. 2001;16:1644–1647.
119. Gloria-Bottini F, Lucarini N, Palmarino R, et al. Phosphoglucomutase genetic polymorphism of newborns. Am J Hum Biol. 2001;13:9–14.

マラボー 2005：栄養と人体発達（Marabou 2005 : Nutrition and Human Development）

討　論
Discussion

Philip James：私たちはまず，妊娠初期の胎生期だけでなく妊娠期を通じて，いや母親と子供とのかかわりが始まる出生後早期も含めた時期に動物の発達的特性を変化させるエピジェネティックな変化（後生的変化）の重要性について，Wolf Reik さんのすばらしいレビューを拝聴しました。父親と母親から遺伝子を受け継ぐという現象は，2 対の遺伝子群—それは必然的に複雑で，ある意味競合状態にある—からの取捨選択や遺伝子同士の相互作用を必要とします。妊娠期間中明らかに母体やその胎児の要求が最重要で，不可欠な機能を持ったいくつかの母系遺伝子が支配的になることが当然予想されます。したがって，実質的な選択肢としては一方の遺伝子を切ってしまうしかありませんので，多くの場合，父方の遺伝子コピーのスイッチが切られる（スイッチ・オフ）ことになります。

Reik さんはこれが遺伝子制御のエピジェネティック機構によってどのように達成されているかを論じましたが，この機構では，胎児の遺伝子配列は変化しませんが，ゲノムはゲノム・インプリンティング（genomic imprinting）によって変化します[1]。父方から受け継がれた遺伝子が成長に有利である場合，進化の過程で母方のコピーが沈静化（silencing）を受け，両親から受け継いだ遺伝子コピーすなわち対立遺伝子の発現に違いが生じるのかもしれません。多くの場合，片方の対立遺伝子は発達過程の始めから終わりまで，ほとんどの臓器で機能が停止しています。この対立遺伝子にはどちらの親から受け継がれたかの記憶が残されており，胎児細胞が分裂してもこれらの遺伝子は複製され，その後の細胞分裂の間も維持されます。遺伝子に DNA のメチル化による痕跡を残す工程を Reik さんは紹介しましたが，これにはメチルトランスフェラーゼが関与し，メチル基は DNA 中の特定のインプリンティング制御配列（ICRs）にある CpG ジヌクレオチドのシトシン残基に共有結合的に付加されます。このように受精後も，メチルトランスフェラーゼが確実に同様のメチル化工程をその後の細胞分裂でも繰り返すのです。そのような記憶・痕跡がほとんど残っていないクローン化幹細胞をとってみれば，このメチル化の効果がわかります。幹細胞では痕跡はもとの状態に戻され，遺伝子はスイッチ・オンされていますが，これは脱メチル化やクロマチン中のヒストン変化の消去によって行われます。元来，ヒストンの変化は遺伝子がメチル化されやすいようにクロマチン中の DNA のパッケージングを変化させていたのです。現在，インプリンティングの対象となる遺伝子として約80個が同定されてい

ますが，その数は100個くらいになると思われます。3万のヒト遺伝子の中のそれらの遺伝子はこのように制御され，インプリント遺伝子のかなりのものが胎児成長の発達過程にかかわっています。最も単純な系では，特定の対立遺伝子のプロモーター領域（遺伝子発現の開始部位）とDNAメチル化や抑制クロマチンが完全にオーバーラップし，メチル化による対立遺伝子のサイレンシングを確実にします。間接的な機構では，ICRはタンパク質をコードしていない遺伝子のプロモーターを含むというもので，この部分は"アンチセンス (antisense)"RNAを発現します。このRNAが──これもまたおそらくメチル化によると思われますが──同一の染色体上のタンパク質をコードしているインプリント遺伝子をサイレンシングするのでしょう。もう一方の染色体上では，ICRのメチル化はアンチセンスRNAが発現しないようにしています。3つ目の機構では，共通活性化配列（エンハンサー）が1つまたは複数のインプリント遺伝子を活性化できるかどうかは，メチル化されていないほうの対立遺伝子上の2つの遺伝子間にあるクロマチン境界領域で決定されています。

　胎盤の発達を制御する遺伝子もあり，それらは胎盤の成長全般や栄養素交換の障壁になる胎盤の厚さの発達，さらにアミノ酸のAトランスポーターシステムのようなさまざまな特定の栄養素のトランスポーターの発現を制御しています[2]。例えば，父方の遺伝子産物であるインスリングロースファクター2（IGF-2）は[3]，胎盤を薄くし，胎盤の栄養素交換をうながします。胎児は確かに母体からの栄養供給に依存しますが，同時に胎児は父方のIgf2遺伝子の発現だけでなく，胎児と母体との血液循環や栄養素輸送の変化を介した胎児の栄養素要求性[4]への影響によって，自分自身の発達を支配することもできます。インプリント遺伝子のあるものは胎盤血管の発達を支配し，あるインプリント遺伝子は栄養素輸送体をコードします。このように，父方の遺伝子は，胎盤からより多くの栄養素を取り込むシグナルを送って胎児の成長を促すのに対して，母方の遺伝子は子宮内の胎児の成長速度を制御するようにできています。しかし，出産後は，肉体的行動的なシグナルが母親の乳の生産とそれに対する子供の反応に影響を与えているかもしれません。前置きはこれくらいにして，着床前段階の発達についてのディスカッションを始めましょう。

◆ 着床前の発達

　Keith Godfrey：私たちの多くは，胎児が要求を提示するという事実の重要性を示したWolf Reikさんの鮮やかなまでのデータを気にとめていませんでしたが，たしかに多くの種で，受精前後の環境がその将来の成長軌道に変更をきたすようです。12～18週の胎児が予想外に小さいとき，産婦人科医は成長は正常だが妊娠時期の推定が間違っているとか，母親のいた環境の影響のためだろうと考えがちです。しかし，この妊娠初期の胎児の成長状態で，その後の栄養要求が変化します。そこで，より早く成長する胎児ほどより多くを要求するので，この場合は母体の栄養不良の影響をより受けやすくなります。それゆえ，胎児の将来的成長軌道を設定する胚芽の着床前セッティングに影響を与える初期のシグナルに注目する必要があります。

　Wolf Reik：着床前の胎児ではゲノムがエピジェネティックに大規模な再構築を受けるので，この時期には特に感受性の高い時期があるであろうと思っています。そこで受精直後から胚盤胞期を通じて，環境はエピジェネティック機構による修飾に非常に大きな影響を及ぼすと思います。Peter Gluckmanさんはこれを胎児が将来の環境を予測しようとする適応反応であると考えています。これはすばらしい考えですが，同時に私たちが考えなければならないのは，どれが予測に基づく反応であり，どれが病的であるかを見極めることです。

　Irv Rosenberg：Wolf Reikさん，エピジェネティックな機構が着床前の期間だけだとのことですが，どれほど厳密なのでしょうか。他の期間での可塑性については，それ以外の機構を探索する必要があるのでしょうか。

　Wolf Reik：大規模なエピジェネティックな再プログラミングが着床前の段階に起こるのは確かですが，エピジェネティックな変化はその後も続

きます。しかし，この初期の期間が，特に影響があるのでしょう。

Paul Soloway：明らかに，父方のジャームラインには受精初期，着床前にメチル化を設定してそれを維持するための正の制御シグナルとなるDNAの繰り返し配列エレメントがあります。一方で，DNAメチル化を阻止する機構がある可能性も考慮に入れなくてはなりません。この阻害機構や阻害活性発来の工程については不明です。

Wolf Reik：Paul Solowayさんと同じく，脱メチル化の過程の制御機構を理解する必要があると思います。このことは重要です。

Irv Rosenberg：何がヒストン変化の微調整を担っているのでしょうか。このような機構についても考察する必要があります。また，プログラミングの発展の観点から葉酸がそれほど重要なら，葉酸合成系が人類の生物的能力から排除されてしまったことは不思議に思いませんか。もし，そんなに重要な制御物質なら，それを食事に依存しているというのは私にとっては奇妙に思えます。また，ビタミン類の合成機構だって，どうして放棄してしまったのでしょう。

Wolf Reik：ヒストンのメチル化は必須な過程ですので，エピジェネティックな機構を考えるときメチル基の供給源も考える必要があります。進化のどの段階で葉酸の合成経路を捨てたのでしょうか。また，この問題は特定の生物種の環境モニタリングについて何かを物語っているのではないでしょうか。

Irv Rosenberg：葉酸の合成経路は植物にはありますが，葉酸を合成できる哺乳類はいません。しかし，面白いことにビタミンCを合成できる哺乳類はいます。何が，ヒトにおける合成経路の最終段階を放棄する決定を下したのか，実に不思議です。

Peter Gluckman：DNAのメチル化の中では，制御されたメチル化よりそれ以外のメチル化のほうが量的に多いのです。だから，いつどこでどのように，メチル化の特異性が決まるのかということが問題です。DNAのメチルトランスフェラーゼはホルモン感受性の酵素で，例えばメチルトランスフェラーゼは成長ホルモンに応答することを，他の研究者やわれわれは明らかにしました。別の問題はエピジェネティックな処理機構の仲介役としての阻害的RNA（inhibitory RNA: RNAi）の役割で，これについてはReikさんから意見がうかがえるでしょう。

Wolf Reik：Paul Solowayさんはメチル化を引き寄せるDNA上の特定シス配列に焦点を当てて話されるでしょう。これは重要ですが，ヒストンのメチル化酵素がゲノムの特定の標的をどのように制御しているかは，ほとんどわかっていません。RNAiはヒストンのメチル化に重要です。RNAiはそのサイズが極めて小さいものですが，それが作られるとヒストン・メチルトランスフェラーゼをゲノムの特定の領域に引き寄せると，私たちはいまのところ思っています。それで，RNA分子は相同性に基づいてDNAの標的を見つけるということが想像できますが，これが実際にそのメカニズムであるかどうかは不明です。RNAiそのものとその行く末を何が制御しているのかについても考えるべきです。

Jonathan Seckl：近年の論文では[5]，メチル化される塩基は2種類だけということなので，特異性は結構高いと理解しています。私たちは，グルココルチコイド受容体遺伝子が持つ場合によって使い分けられる2種類の（alternative）プロモーターと，そのスイッチが出生直後に起こる出来事によってどのように特異的に入ったり切れたりするのかを調べています。脳のある部位におけるこのプロモーターの発現は選択的に決定され，恒久的に変わらないようです。また，プロモーターが総括的にメチル化した後，母親のある行動によって誘導される一連の脱メチル化もあるようです。またここでも2～3の特定のヌクレオチドを標的とした脱メチル過程で遺伝子の発現を制御できるようです。

Wolf Reik：私もそのような議論がされていることは知っていますが，分化後期の特異的な脱メチルのステップがインプリンティングの制御系のひとつであるということに関しては，もっと注意して考えるべきです。

Paul Soloway：相当量のヒストン修飾にかかわる脱メチル化だけでなく，クロマチン再構築の

現象も考慮するべきです。なぜなら，DNAを被っているヒストンの位置の再設定は重要なエピジェネティックな現象で，多数の因子がこの過程にかかわっているからです。例えば，ヒストンメチルトランスフェラーゼは細胞内である種のタンパク質と複合体を作り，ついでこれがメチル化ヒストン，そして実際DNAメチルトランスフェラーゼ自体にも結合します。エピジェネティックな現象が安定でありながら，同時にある意味で可逆的であるというのは不思議なことです。そこで，これらがどのように制御されているかが問題となります。過剰にメチル化された箇所があると思えば，ほとんどメチル化されていない部位があるのですから，これは利用可能な基質量といった単純な問題ではありません。構造上の変化がこの現象の重要な決定因子なのでしょう。

Alan Jackson：私は発生初期の胎児の栄養要求性が重要であることを強調したいと思います。胚盤胞の分化の進展は，母体環境のアミノ酸濃度に依存していると考えていますが，驚いたことに一番重要なのは，いわゆる非必須アミノ酸なのです。私たちはこれまで，必須アミノ酸だけ考えておればよいと思っていました。細胞レベルではアミノ酸はすべて必須です。しかしいくつかのアミノ酸，すなわち必須アミノ酸は食事中に既製品として含まれていなくてはなりませんが，それ以外のアミノ酸は体内に合成経路があるので栄養上は非必須アミノ酸となります。セリンを例に考えてみましょう。これは他の非必須アミノ酸グリシンやシスチンに変換される必要があるので，セリンは多量に必要なのです。この変換は，メチル化反応に必要な葉酸が食事中でどれだけ利用可能であるかによって決まります。このように，母体は胎児が非必須アミノ酸を利用できるように，非常に多量の非必須アミノ酸を作り胎盤に供給する必要があります。

胎児のために十分な非必須アミノ酸を作る母体の能力は，肝臓の能力に依存し，これは肝臓の大きさ，つまり母体の全体的な大きさである身長と関係します。このため，母親の身長が大まかな内臓容量の指標となり，さらには胎児に必要な非必須アミノ酸の生産能力の指標になると思います。

Patrick Stover：Alanさん，卵管液のアミノ酸組成が重要で，葉酸濃度はセリンやグリシン濃度と関係している可能性があるとあなたは考えています。それならなぜ，卵管のアミノ酸濃度は生物種によって極端に違うのでしょうか。

Alan Jackson：わかりません。しかし，私たちは分化中の卵子や着床前の胎児への非必須アミノ酸の供給の問題だけでなく，胎盤が非必須アミノ酸を生産したり輸送したりする能力の問題も再考するべき時期にきているのでしょう。

Richard Black：母体代謝の継世代的効果が，卵子やその後の胎児のアミノ酸曝露に影響を与えても不思議はないと，私は思っています。さらに，私たちはここで一生物種の一連の属性というよりむしろ，個々人の属性を考えていますが，変化の原因である進化の選択圧のことを考えるならば，個人よりもヒトの集団について考える必要があるでしょう。

Alan Jackson：母親に低タンパク食を与えると，その子孫の肝臓ではPPARαのプロモーター部位でのメチル化の程度を変えられることをわれわれは発見しました[6]。DNAのメチル化が変化するわけですが，この変化は母親に葉酸を与えることで元に戻せます。だから，異なった食事条件で特定の効果をゲノム上に誘導できるが，結局それには共通経路があるということかもしれません。

Richard Deckelbaum：Alanさん，PPARαの変化に付随して現れた表現型の変化はどのようなものでしたか。

Alan Jackson：私たちが用いたエンドポイントは血圧です。タンパク質を制限した動物への葉酸投与によって，血圧が変化することがわかりました。しかし，脂肪代謝や脂肪酸流束（flux）には別の影響がみられます。Ricardoさんが関心を持っている必須脂肪酸に関連してですが，この栄養的介入の影響はおそらくα-リノレン酸からのDHA合成にも関与しているでしょう。しかし，もちろんこれがタンパク質と葉酸だけの選択的な効果であると言い切るつもりはありません。

Wolf Reik：Alan Jacksonさんの，ある特定の処理が特定の標的遺伝子の発現やメチル化に影響を与えるという研究自体はすばらしいと思います。

しかし，われわれは特定の領域の研究をしてから，ある特定の候補遺伝子に偶然に焦点を当てているにすぎないことには留意すべきです。だから，遺伝子変化を総括的に評価するためにDNAメチル化の観点からエピゲノム（epigenome）全体を俯瞰するというのがつぎの課題でしょう。このような研究は，ヒトエピゲノムプロジェクトとしてゲノムマイクロアレイのクロマト免疫沈降を用いてSanger研究所ですでに行われ始めています。したがって，私たちはこの問題をより中立的で先入観のない立場から見守る必要があり，個々の処理方法でどのくらいの標的が変化するかを調べるべきです。

つぎに，継世代的問題の話題に移るとして，DNAメチル化の変化が実際に世代間で遺伝することを主張したJonathanさんの研究や最近の論文を考えるとき，ヒストンへの影響も考える必要があるでしょう。精子形成中，ヒストンは移行タンパク質（transition protein），つぎにプロタミド（protamide）に取って代わるので，父方のジャームラインではこの機構を通してヒストンに基づいた遺伝が現実的に起こっている可能性があります。マウス精子にほとんどヒストンがないという極端な状況がありますが，ヒトではそれよりはヒストンが多いのでヒストン変化が重要かもしれません。そこで，私たちが現実的に考えなければならない主要な機構は，やはりDNAメチル化ではないかと思うのですが，それは，それが精子形成に影響を与えうる主要な機構だからです。そこで，オス側の変化に注目してゆくことが今後とも鍵になると思っていますが，それは，メスで世代を越えた影響を評価するには分析を複雑にする子宮内環境やそのほかの影響があるためです。

Kaare Norum：着床前の分化や胎児の初期発達でレチノイン酸代謝の役割は何でしょうか。また，母親のアルコール摂取の問題，およびレチノールとアルコールデヒドロゲナーゼの相互作用はレチノイン酸代謝とどのように関係しているのでしょうか。

James Cross：間違いなく，妊娠初期の胎児はレチノイン酸に対して反応し，いくつもの妊娠初期胚組織で，また後期でもレチノイン酸は影響を及ぼす可能性があります。レチノイン酸の合成系や受容体のノックアウト実験を行ってみると，胎児は最初成長しますが，結局妊娠中期あるいは後期に致死であることがわかります。しかし，これには複数の遺伝子がかかわっているので，複数の変異体を使った実験をする覚悟がいります。でも，いまのところまだ，胚盤胞の分化と着床にレチノイン酸の伝達系やレチノイン酸自体が必要であることについては，説得力のある証拠はありません。その影響はもっと後期の臓器形成期に現れるようです。

Lucilla Poston：Jonathanさんの継世代に関する研究とプログラムモデルにおけるミトコンドリアDNAの潜在的な役割についての指摘は重要だと思います。なぜなら，ミトコンドリアDNAは非常に傷害の影響を受けやすく，修正するのが難しいのです。また，コピー数を抑えることができることがわかり始めているので，Jonathan Secklさんが指摘した分化修飾とコピー数の関係にも留意すべきです。これは重要な問題です。

Ricardo Uauy：レチノイン酸受容体が非常に複雑で，一連のコアクチベーターと共に他の受容体が関与した工程にも絡み合っていることを認識しておく必要があります。そこで，ビタミンAとレチノイン酸の相互制御や相互作用は複雑なのです。複雑な一連の作用を扱っているので，特定の因子ばかりに注意を払わないようにするべきでしょう。例えば，胎児期のヨード欠乏が臓器特異的かつ時間特異的な効果を現すことがこれに当たるかもしれません。

Jonathan Seckl：おっしゃるように複雑だと思いますが，組織化の過程では将来の発達のための固定的で順応性のない設計（hard-wired）がいろいろな段階で存在することも考慮するべきです。つまり，母体環境が転写因子の受容体を制御して設定値を変えるような可能性です。これは臓器特異的です。われわれのグルココルチコイド受容体の研究から，ある特定の環境操作がある種の肝細胞ではグルココルチコイド応答性の設定値を高くリセットするのに対して，別の肝細胞タイプでは全く影響はなかったということが明らかになっています。また，海馬細胞では下方制御が起こ

りますが，副腎皮質のグルココルチコイド受容体では変化しないという例もあります。どのようにその機構を理解すればよいのでしょうか。われわれの研究の場合，さまざまなメチル化の影響を受けやすいさまざまな臓器特異的プロモーターがそれに関係していました。このように，環境的に将来の発達を操作するには複雑な生物学が関与しているのです。しかし，際限なく複雑であるとは思えません。DNAメチル化，ヒストンのアセチル化や脱アセチル化があることはすでにわかっていますし，またその影響が広く包括的でありうることもわかっています。しかし，臓器特異的な影響を知るには，標的遺伝子についてもっと多くを知る必要があります。妊娠初期には広範なDNA変化が起こるが妊娠後期にはより特定の塩基だけが修飾を受けるというWolf Reikさんの主張は特記されるべきだと思います。メチル化だけでなく，脱メチル化の標的も調べる必要があります。

Peter Gluckman：発達過程の複雑さを理解するには，一見，単一にみえる環境刺激がさまざまな表現型の変化をもたらすということ，つまり多面性（polyphenism）の観点が必要です。つまり，バッタではある環境下で非常に多種類の遺伝子が変化し，代謝が変化したり，羽の形や色が変わったりします。しかし，これらの複雑な変化はおそらくひとつのフェロモンとそのセンサー系がまったく別々の発達軌道への経路に向けて協調して作動したためらしいのです。

Ricardo Uauy：詳しい機構を研究してから最終的な結果を明らかにするよりむしろ，最初に結果を調べてそれから機構について調べるべきです。

Peter Gluckman：じつは最終的な結果とは発達の別々の構成要素間での相互のやりとりを内在させながら統合されたものです。したがって，動物がある発達の局面にあまりに多くを投資するならば，別の特性にはそれほど力をつぎ込めないといったような対価を払うことになります。現在人類は極めて大規模な環境変化に直面しており，私たちが観察しているのは以前とは完全に異なった環境に対するヒトの反応に基づいて構成されてしまったヒト発達の結末だと思います。

Keith Godfrey：動物にはこれらの多面的発達を促す栄養素があります。例えば，エメラルド蛾では，幼虫が食べる葉のタンニン濃度がいろいろな蛾の形態を誘導します。ヒトでは着床前の胚芽に影響を与えて胎児の初期成長を変化させる可能性のある卵管液中のホルモンや栄養素の種類は限られています。これらの成長の初期変化がその後の胎児の需要を支配しますが，私たちが生物から学んだことは，発生のこの段階では限られた数の共通経路しか作動していないということで，これは認識しておく必要があります。

◆ 発達障害

Richard Deckelbaum：慢性病になりやすいというような後天的な結果についてはこれくらいにして，発達中の変化による誕生時の障害の発生を問題にしたいと思います。これらの障害では，ある特定の発達過程に原因があるようです。それに対して，子孫の肥満というような特性は，発達中の胎児期の多様な変化に原因がある可能性があります。しかし同時に，この2つの事象の間には相互作用もあるので，肥満の女性から生まれた乳児では心臓に欠陥がある確率が高くなるという問題では，どのような機構によっているのかを考える必要があります。

Irv Rosenberg：特定環境で食事中の栄養素がDNA制御にどう影響するかということは，食事中の栄養素の総利用可能量とは完全に別問題なのでしょう。例えば，葉酸欠乏で神経管障害が起こりますが，私たちはその機構について何も知りません。わかっていることと言えば，受精前に葉酸を摂取すれば，神経管障害の子供が誕生するリスクを減らせるということだけです。このように，葉酸はある環境では，臓器形成の基質として幅広く働くというよりむしろ，特定の発達経路の引き金となっているのかもしれません。

Peter Gluckman：胎児の周囲環境がエピジェネティックな発現を変えることをみてきましたが，このことは体外受精（in vitro fertilized fetus：IVF）胎児の障害でもみられます。動物試験では，インスリン／グルコースやインスリン様成長因子（IGF）経路の重要性が強調されています。私たちが得たデータでは，IVF受精のヒトでは出生

後の代謝のプログラミングが変化しています．私たちのコホートの8歳齢少女では，IVF出生児は正常妊娠で誕生した少女よりインスリン感受性が高く，背が高く，やせていますので，IVFの影響がすべて有害であると考えるべきではありません．

Paul Soloway：胎児の幹細胞の場合，培地条件を変えればさまざまな経路へ向けての細胞分化を誘導できます．しかし，この現象は単に胎児の幹細胞に限ったことではありません．成人でも，部分的に分化した前駆幹細胞があり，この細胞でも，エピジェネティックな変化で分化の方向を変えることができます．

◆ 胎児の生存

James Cross：胎児期の発達の運河化現象について議論するとき胎児に起きる変化を強調しがちですが，胎児の生存能力を考慮する必要もあるでしょう．ほとんどの受精卵は着床しないので，着床は胎児が越えなければならない難関です．だから，プログラミングの第一の役割は胎児を着床できるようにし，胎児に生存チャンスを与えることでしょう．誕生後の疾患傾向の増大という不運を研究しようとする場合，この段階のことが先決になるでしょう．胚盤胞が形成されて着床の準備段階にある着床期間の重要性に焦点を当てたいと思います．この時期，胚盤胞が着床するかどうかを決定するための非必須アミノ酸量の検知（sensing）が行われているかもしれません．

初期発生にはそのほかの時間枠も設定されていて，それを私は「発生のチェックポイント（developmental check-points）」と呼んでいます．もうひとつのクリティカルな時間帯は，臍帯と胎盤との結合プロセスに関したものです．3つ目の重要なチェックポイントは，げっ歯類では妊娠12日目に起こります．それを越えれば，母体は出産まで妊娠を維持するように対応するようです．ヒツジのモデルでは，まだ若く単生児をはじめて妊娠した雌は（スコットランド，ロウェット研究所のJacqueline Wallaceおよび北アメリカの研究），妊娠初期数カ月の着床の段階にできた胚盤葉（cotyledon）が小さく，数も少ないために非常に過剰摂食の影響を受けやすいのです．これがその後，膵臓の能力の発達軌道を決めます．妊娠後期に摂食制限すると，胎盤はすでにある限られた数の胚盤葉を肥大化させ輸送体を活性化することで対応するしかないのです．この胚盤葉制限の現象によって継世代的な成長障害を説明できるかもしれません．つまり，胎盤の確立時期は重要ですが，その後の栄養摂取の影響もあるのです．これが，着床後の初期胚がその環境を感じその時期に支配的な環境条件に反応して細胞型やシステム，機能を発達させる現象を表しているのでしょう．その後栄養素や他の環境因子が変われば，そこで妊娠初期に設定されたプログラミングの適応能力が試されるのでしょう．

Peter Gluckman：私もJames Crossさんと同じ考えで，胎盤そのものがプログラミングの標的であり，これが妊娠後期に起こる出来事の影響を調節しているのでしょう．ヒトの生物学で，胎盤は最も無視されてきた器官です．

Philip James：James Crossさんが言うように，胎児死亡は母親の健康状態や栄養摂取に強く影響されるのかもしれませんが，栄養状態と受精の成否の関係は，まだ非常に議論のある分野だと思っていました．胎児死亡や着床の失敗の根本原因を明確にするべきでしょう．これは胎児の発達が乱れの問題なのでしょうか．あるいは，母体の栄養状態やその他の健康要因によっているのでしょうか．

Peter Gluckman：異種の生物はその繁殖戦略も異なり，ある生物種から他の生物種を外挿することには注意すべきです．ヒトは一生の間に産む子孫の数を少なくするという戦略を取っています．それで，他の生物と異なり，ヒトではその最適化戦略のひとつとして発達初期の段階で胎児を流産する傾向があります．

James Cross：マウスでは，別のオスを飼育箱の中に入れると胎仔を吸収することが知られており，これは繁殖力の調節能力によっているのかもしれません．それゆえ，着床しようとする受精卵由来の推進力とさまざまな環境シグナルに基づいた母親由来の推進力とを区別するべきです．

Cutherto Garza：胎児死亡がどのように起こり，

そこにどのような機構があるかについてはほとんどわかりません。DNAが適正に複製できなくなったためでしょうか。それとも卵管液に栄養素あるいは他の因子が供給されなくなったためでしょうか。または，いつもは着床をブロックする特定の機構があって，母体にとって着床がふさわしいときだけこの機構が抑制されるのでしょうか。

Keith Godfrey：確かにPhilip Jamesさんが言われるように，胎児死亡の決定因子については厳格に考えるべきでしょう。例えば，妊娠時に葉酸を摂取すると，第二子が双子になる確率が高くなるかどうかということには多くの議論があります。結論として，私はこのようなことはないと思いますが，いずれにしても受胎能の制御は複雑な現象でしょう。

Peter Gluckman：ヒトでは子宮内膜のエピジェネティックな変化によって，初期トロフォブラストの侵入や子宮内膜への胎児の着床が制御されるという証拠があります。私の研究室のMarie Mitchellさんは，ヒト組織の培養でこれを研究しています。メチル化がエピジェネティックな変化の核心であろうというWolf Reikさんの主張が正しいとすれば，私たちが調べている現象にエピジェネティックな変化が関係していたとしても不思議ではありません。

◆ 胎児の発達における胎盤の関与

Jonathan Seckl：2つの問題を考える必要があります。最初の問題は，胎児と胎盤を持つようになった母体間の初期相互作用を仲介する物質とその長期的効果です。二番目の問題は，これらの影響がどのような機構で伝達されているかということです。この工程にはいくつもの道筋があると予想していますが，グルココルチコイドに関する私の研究では，その効果は生物種や環境変化のタイミングに依存していることがわかっています。ストレス要因が違っていても—例えば環境ストレスであるか単に過剰のグルココルチコイドへの曝露であるか—表現型としては同一の結果が得られる場合があり，さらに種によってタイミングの要求性が明らかに異なります。一方，Wolf Reikさんは一時的な環境事象が永遠に子孫に影響を及ぼすための，根本的な機構を話題にしました。エピジェネティックな目印が将来的結末を示すために残されるという考えですが，それを仲介するものは長鎖DNA群のメチル化だけではないことが次第に明らかにされてきています。それにはもっと後期にDNAの特定の断片で起きるより微小な出来事も含まれているようです。私たちはMichael Meaneyとの最近の研究で，個々のヒストンの修飾具合によって比較的小さいDNA断片の露出程度が変化することを示す例をいくつも報告しました。私たちが対象にしているのはDNA制御全般ですし，それには複雑な機械的結末が伴うことから，この分野はずっと複雑な様相を呈しています。

Ricardo Uauy：子宮や胎盤の機能は，女性が母親になる前の幼少期の早い段階での成長によって変わる可能性があり，継世代的影響の研究ではこの事実も考慮に入れる必要があると思います。母親自身の幼少期の経験によって，至適な胎盤形成や子宮の肥厚程度が変わるのかもしれません。

James Cross：胎盤側の需要特性や機能の影響力を知る必要があります。胎盤は胎児だけでなく母体にも影響します。胎盤自体の母体環境への応答は適応的なこともありますが，時に病的です。胎盤は母体から胎児への情報を翻訳したり取捨選択したりする臓器であるという考えは，もう過去のものにする必要があります。

Alan Jackson：ノックアウト実験でWolf Reikさんは胎盤のアミノ酸輸送経路Aの上方制御を示しましたが，どのような機構が作用し，何が伝達手段なのかよく理解できません。

Peter Gluckman：観察している変化が適応性のものかどうかを調べるうちに，Philipさんが最初のプレゼンテーションで強調した驚異的不調和に目を向けざるをえないことになりました。つまり，人類がいま曝されている環境が，過去20万年以上の人類史が経験してきた環境と比べて異常で，異質であるという点です。

◆ 胎盤形成後の発達の調節

Jonathan Seckl：環境的影響のタイミングについて行った一連の研究で，胎盤を自由に通過するグルココルチコイドであるデキサメタゾンを用

いました。妊娠最終週の最初の5日間，出生時の体重が15%減少する程度のデキサメタゾンをラットに投与したところ，その子孫は高インスリン血漿を伴う終生の低血糖症になりました。その子孫ラットでは，主要な標的である肝臓のPEPCK酵素の発現が特に門脈周囲の領域で終生変わることがわかりました。この子孫をお互いに交配すると次の世代もまた低体重となり，グルコース代謝やPEPCK活性にはより顕著な変化がみられました。三世代目では，このような影響は消失しました。なぜこうなったのでしょうか。子宮中でステロイドに曝露されたメスを正常なオスと交配すると，その子孫はPEPCK活性が上昇しました。これが示唆することは，罹患母体の卵子はそれが形成された胎児期にすでに影響を受けており，その標的はおそらく母体のミトコンドリアDNAである，ということでしょう。しかし，子宮中で曝露したオスを正常なメスと交配すると，この場合もまた世代を越えた変化がみられます。それで，ここでは精子発生の機構に関連した問題が起こっているに違いありません。

◆ 脂肪酸

Birgitta Strandvik：非必須アミノ酸ばかりでなく，Alan Jacksonさんが強調するように，必須脂肪酸のことも考えに入れなくてはなりません。これらの脂肪酸は，転写因子のリガンドとして働いて遺伝子転写に影響し，初期の細胞膜中では遺伝子の転写に永久的な影響を残します。そこで，私たちは必須脂肪酸欠乏食をラットに与える実験系を用い，ラットのレプチンレベルが低くなり視床下部のレプチン受容体も非常に低いことをみてきました[7]。このように，母親に欠乏食を摂取させることによって*ob/ob*マウス（肥満のモデルマウス）に相当するようなレプチン受容体プログラムの変化を誘導したようです[8]。それゆえ，これらのラットが成獣期に肥満になっても不思議ではありません。

マウスの研究でわれわれは，妊娠中期から授乳期間中の必須脂肪酸を欠乏させましたが，この場合，肝臓PPARαは不変ですが，δ型は低いことを見つけました。さらに，γ型は，コアクチベーターと共に異常に増え，高脂肪食に抵抗性があることがわかりました。このように食餌を操作する時間や生物種によっても，結果が異なります。

Lucilla Poston：脂肪酸は確かに重要でしょう。飽和脂肪酸の多い食事をネズミに与えると，その子孫では原形質膜の脂肪酸が異常になりました。着床前の段階は明らかに重要ですが，妊娠後期や，そして確かに乳児期においてもその影響を無視すべきではありません。ともあれ，初期のヒヒの実験を含めて多くの研究で妊娠後期に母親の食餌を変えることで，子孫の大きさや後半生のコレステロール代謝，ネフロン数や膵臓β細胞密度にまで影響が及ぶことがみられています。微妙な遺伝子の変化だけでなく形態上の変化があることも認識しておくべきです。

Berthold Koletzco：私たちはn-3脂肪酸の作用が多様であることを明らかにしてきました。胎盤のDHA濃度は，特定の輸送体タンパク質の発現に密接にかかわっています，つまり脂肪酸輸送タンパク質の発現や，実際，PPARγやレチノイド受容体にも変化が現れます。これらの輸送体タンパク質はつぎに胎児へのDHAの輸送率を変化させます。そこで，基本的にいろいろの脂肪酸への曝露のされ方は単に最終的な結果を決めるだけでなく，ほかのさまざまな出来事を通して多くの中間代謝物の制御も影響を受けているということです。

Peter Gluckman：Lucillaさんは構造上の変化とエピジェネティックな変化ではその可塑性に違いがあるという意味のことを言っています。しかし，メカニズムという点では同じものを扱っているという認識でよいのではないかと思います。というのは，構造の変化も—事実，臓器形成も—やはり遺伝子の発現量に依存するのでその背後にはエピジェネティックという共通の機構があるということです。しかし，神経管破損を起こす破壊的・病的過程と適応的な代謝変化とははっきり区別する必要があると思います。例えば，母体の血糖値の上昇は胎児の適応機構の変化の原因ともなるし，一方で心臓異常を起こす場合もあるというわけです。Philip Jamesさんからは，生物種ごとの成長発達，生殖そして次世代の需要などの必要

性をバランスさせている機構は何であるか，そして私たちに起こっている遺伝子の流れの方向をどのように環境的観点から対処して行くべきか，という難問が課せられています．遺伝子は属性の有無を決めるだけでなく，その発現を感知するチェックポイントになっていることを知るべきです．

Philip James：発達においては最初期が一番重要で，この影響は事実世代を越えるほど長く続くということで意見が一致したようですね．しかし，Wolf Reik さんが強調していることは，個々の科学者や研究グループは偶然に興味を持った問題をひいきにする傾向があるのでテーマのスクリーニング過程ではもっと先入観をなくす必要があるということです．そのとき初めて，私たちは根本的な生物上の制御機構がどのように相互作用し，遺伝子発現やその後の代謝がどのように影響を受けるかがわかるのです．新規のエピジェネティックのプロジェクトが立ち上げられ系統的なアプローチが発展途上ですから，いずれエピジェネティックな解析のための斬新的なアプローチの幕開けを迎えることができるでしょう．

Wolf Reik：確かにそうです．エピジェネティック機構による変化を考えるに当たって，エピゲノム（epigenome）はひとつという既成概念を捨てる必要があります．さまざまな細胞を調べると，多くのエピゲノムがあることは歴然です．首尾一貫した方法でこれを調べるには，完全に異なった尺度で解析する必要があります．数年前にSanger 研究所では MHC 遺伝子に関連したゲノムの特定部分の遺伝子配列を決める作業を開始しました．多くの細胞株の DNA メチル化のシークエンスを調べようと試み，いまやその規模は拡大しています．米国では，さまざまな細胞組織を対象にした大規模なアレイを使って，いわゆる chip-on-chip quantum 免疫沈降を行っている大きな研究連合体があります．このような展開を考えるとき，発達プログラミングや胎児発生の結末に関心を持つ臨床家や研究者たちがこの取組みにタイアップすることによっていろいろな分野を適切な力配分で早期に発展させてゆくことが重要なのでしょう．

Philip James：妊娠初期の発達の変化をより広い文脈の中でとらえようとするなら，基本的な臓器構造変化と代謝経路のバランスを問題にしたNick Hale の観察結果—すなわち，低タンパク食を摂取した動物における臓器容量の損失—に心を留めておく必要があります．

Peter Gluckman：胎児の代謝全体が総括的に変化するということで，Nick Hale の見解は道理にかなっています．しかし，これは統制のとれた変化であり，それぞれの代謝経路について多様な変化が無数にあり，それらが無数の結末をもたらすわけではありません．したがって，胎児や発達初期の生命体の環境への応答能は幅広いのですが，これらの応答は数においては限りがあることを認識しておく必要があります．

Patrick Stover：基質利用を一般的な問題として議論しなければならないというのはその通りですが，問題なのは，別々の発達段階で，何が基質の選択的効果を制御しているのかということでしょうか．葉酸の要求量は個体ごとに異なりますが，これはおそらく妊娠期にも当てはまるのではないかと思います．それから，葉酸への細胞の反応は非常に多様であり，それは細胞の利用能力や異化作用次第です．ある細胞は葉酸を排除するようですが，これも考えていかなければならない制御機構なのかもしれません．

◆ 妊娠期間，出生時体重，妊娠時の葉酸，ビタミン B_{12}

Philip James：妊娠後期の段階に話を変えましょう．オランダのデータは妊娠後期に特定の影響があることを示しているようですが，だとすれば，妊娠期間の長さの調節やその他の生得の組織特性についても考えるべきでしょう．

Berthold Koletzco：発達の観点からは，出産は受精後24から42週目ならいつでも起こりうるのですから，データを出産時期に関連づけて表現する慣習も見直さなくてはならないかもしれません．

Peter Gluckman：妊娠期間もまた一定でなく，またそれが受精時の母体の状態で決まるという事情もさらに問題を複雑にしています．実験的には，母体の受精時の栄養状態を操作して妊娠期間や出生時体重を変えることができますが，これはおそ

らく胎児の視床下部－下垂体軸（hypothalamic pituitary axis）の成熟状態が変化した結果でしょう。2～3週間の妊娠期間の変動で赤ちゃんの出生時の体重は実質的に変化するので，これを無視するのはおかしいと思います。本来，人類では進化の結果，正常妊娠期間の変動は非常に小さいはずです。

ガンビアでのAndrew Prenticeの研究からは，妊娠期間の長さは母体の栄養状態と関係することが示唆されています。また，インドの乳児の妊娠期間の長さがヨーロッパの場合より短いことをCaroline FallはRanjan Yajnikさんとの共同研究で明らかにしています。一般的に，妊娠期間は先進国より発展途上国で短くなる傾向があります。オランダの飢饉の時には，母親の栄養状態が悪化して早産が増えました。実験的には，視床下部—下垂体—副腎軸（hypothalamic pituitary adrenal axis）の早熟がこれに関与していることがわかっています。

Ricardo Uauy：感染とストレスの重要性も留意すべきです。プログラミングが原因なのではなく，場合によっては単に陣痛発来を促す胎児の成長遅延などの要因があるのかもしれません。最長の妊娠期間はファロ島の女性で観察されており，これはおそらく魚油の多量摂取によるものと考えられています。それによって，妊娠期間が3～5日間は延びます。この機構として，プロスタノイド代謝の変化が子宮収縮の誘導を制御する結果であることがはっきりしています。

Philip James：それは単なるプロスタノイドの代謝の問題でしょうか。あるいは，妊娠初期の出来事によって制御されるのでしょうか。

Peter Gluckman：臨床データでは，妊娠期間は妊娠初期の出来事に非常に影響を受けやすいことがわかっています。したがって，妊娠初期の出来事かもしれませんし，当然妊娠後期の陣痛発来—12日くらいの妊娠期間の変動がありうる—への影響もあるでしょう。正確な原因は不明ですが，早産の1/3は感染が明確な原因で，1/3はなんらかの炎症性のものです。

Keith Godfrey：妊娠期間は母親の記憶をもとに決められ，十分正確なデータが得られないので，妊娠期間を明確にするのは非常に難しいのです。

Ranjan Yajnik：われわれはPuneで妊婦を調べていますが（Pune Maternal Study），この場合，超音波で妊娠を確かめ，胎児の大きさを推定妊娠期間に換算しています。英国のロンドンのSt Mary病院には，45万人分の出産データが蓄積されています。6万人のインド人のデータでは，インド人は白色人種の女性より5～6日間妊娠期間が短く，黒人の場合は最短で，白人よりも約10日間短くなります。インド人や黒人と比べると妊娠期間がより長い白人で分娩前後の死亡率がより高いのです。それゆえ，インド人や黒人のように早産のほうが，進化上有利ではないかとSteerは考えているようです。おそらく，インド人や黒人の場合，視床下部－下垂体－副腎軸の成熟の仕方が早いのでしょう。

Philip James：しかし，それ以外にもあらゆる問題があると思われます。例えばシンガポールを例にとってみると，当局の認識では，インド人女性は妊娠時には決まって貧血であって，鉄と葉酸の欠乏症にかかっているとのことですが，私はビタミンB_{12}についても同様ではないかと思います。

Ranjan Yajink：Pune研究では，食事摂取頻度の調査から葉酸の低摂取量が認められましたが，葉酸欠乏症は男性においても女性においても問題となるレベルではありません。

Irv Rosenberg：地球規模で考えると，葉酸とB_{12}欠乏の広がりを把握するためのサンプリングシステムが不適切というのが妥当な評価ではないでしょうか。そのためWHOやその他の政策策定機関は，ひとつの国の事情を他の国にも当てはめる方式で，妊娠した女性に鉄と葉酸の両方をサプリメントとして摂るように広報しているのです。われわれは，ビタミンB_{12}不足が予想をはるかに上回って広がっていることを認識しはじめていますが，これは特にラテンアメリカとアジアにおいて顕著です。Ranjan Yajnikさんのデータから，インドの人たちにとってはB_{12}が思っていたよりはるかに重大な問題であるらしいということがわかりました。

Keith Godfrey：しかし，インドのプネーに住む妊婦の赤血球葉酸濃度を英国，サザンプトンの

妊婦のそれらと比較すると，プネーの妊婦のほうがかなり低値であったというのもそのとおりではないでしょうか。どのレベルが適切なレベルであるのか，本当にわかっているのでしょうか。

Ranjan Yajink：妊婦に100錠の鉄と葉酸とを機械的に処方しているのが貧血予防プログラム（National Anaemia Prophylaxis Programme）からの要請であることを認識しておくことは重要です。錠剤には60mgの鉄と500μgの葉酸とが含まれていますが，錠剤の投与を始める前でも，われわれやサザンプトンの共同研究者たちの基準に基づいて紛れもない葉酸欠乏と判断される症状が存在するとは思っていなかったのです。もちろん，プネーでは野菜と野生や栽培果物から十分量の天然葉酸が摂れることを踏まえておく必要があります。そこでこの問題の本格的な調査を実施してみると，70〜80％の女性はB_{12}不足であって，葉酸欠乏症はほとんどないことがわかりました。

Helga Refsum：細胞内への葉酸の取込みがビタミンB_{12}に非常に強く依存していることを念頭に置くと，葉酸欠乏の正しい評価にはB_{12}欠乏状態による補正をまず考慮しなければならないことになります。したがって，このことがプネーの人の赤血球葉酸レベルが英国のそれに比して低い理由であろうと推測されます。この赤血球への取込みの制約を高用量葉酸供給だけで埋め合わせるのは非常に困難です。

Philip James：例えばリボフラビン欠乏関連の徴候や，一炭素供給源の代謝（one-carbon pool metabolism）と脂肪酸に影響を与える因子群の役割は評価されましたか。

Ranjan Yajink：最も重度のB_{12}欠乏は，スラム住人や地方に住む人々よりもむしろ都会に住む中級階層にみられます。スラム居住者はB_{12}欠乏から最も守られていますが，これはおそらく，劣悪な衛生状態のためでしょう。血液学者によれば，不衛生状態がB_{12}欠乏に対して予防的に働くそうです。B_{12}の強い影響ということになれば誰もがone-carbon pool代謝だけに焦点を当てますが，おもしろいことにわれわれが気づいたのは，成人における分枝脂肪酸の過剰合成で，これはB_{12}の異常に関連しています。

Philip James：リボフラビン欠乏はインドではよくみられます。Rowett研究所で私を補佐してくれた前副所長のAlan Gartonは，メチルマロン酸から体内生成される分枝脂肪酸を発見し，同定しました。この脂肪酸は脳や認知機能に障害を与えることが知られています。

Ricardo Uauy：菜食主義の母親の母乳栄養児でメチルマロン酸と分枝脂肪酸の濃度変化が認められているとは驚きですね。

Irv Rosenberg：B_{12}欠乏がアジアやラテンアメリカ，そして中東で増加しているようです。不衛生な環境での生活が保護効果的であると強調しすぎないようにわれわれは気をつけなければなりません。なぜなら，劣悪な衛生状態はB_{12}吸収に多くの非常に悪い影響を及ぼすからです。例えば，消化管を汚染した細菌は，ホストであるヒトとB_{12}を奪い合い，また，食物中のB_{12}の遊離に不可欠である胃酸産生機能を損ない，そのためにB_{12}の吸収を損なうことがあります。メチルマロン酸－コハク酸塩変換はB_{12}依存性です。

Cutberto Garza：在胎期間に人種差があることを容認する前に，われわれが妊娠前後で同じサイズの女性を対象にしているかどうかを確認しておく必要があるでしょう。

Keith Godfrey：骨格の長軸方向の成長に及ぼす父方の影響は明らかです。軟組織の変化にはほとんど影響しません。

Tore Henriksen：現時点でわれわれは，赤ちゃんが正常体重範囲から外れたときに出生後体重増加や妊娠期間中の妊婦の体重増加について妊婦にアドバイスするためのガイドラインを持ち合わせていません。

Philip James：WHOは総合的な解析に基づいて低出生体重児の発症率の最小化をテーマにした報告を発表しました。その報告によると小ぶりでやせている女性にとっては，普通の女性と比べて妊娠中の体重増加がより大きいほうがより良好な成績でした。過体重や肥満の女性は体重増加がほとんどないようにする必要があるとされていますが，これは，出生時体重というどうしようもなく大雑把な指標を安直に使用しての話です。

Peter Gluckman：皆さんご承知のように，イ

ンスリン抵抗性は正常な妊娠の特徴のひとつで胎盤性ホルモン作用の結果ですが，これによってグルコースが胎児へと輸送される仕組みとなっています。そこで，もし継世代的に栄養不足があると，その母親はよりインスリン抵抗性に陥りやすくなります。そしてもし，その女性が高エネルギー密度の食品を摂りますと，グルコースがいっそう胎児へ輸送され，肥満症の母親の子供にみられるような体脂肪，特に内臓脂肪の増加が起こります。ある意味，この応答特性は生理学的なものと言えますが，妊娠している女性が摂取する食物の質に本気で取り組む必要があることを示唆しています。

Philip James：これは重要な問題です。私は，何年も前にマルタの健康省で，マルタの女性たちの糖尿病率がヨーロッパで最も高いことを見いだし，そして，産科医と婦人科医は妊娠糖尿病と巨躯症の多さに驚いていました。われわれはすぐさま10歳児について追跡調査を行いました。その結果，彼らがヨーロッパで最も太っていることが明らかとなりました。現代の不適切な食事がもたらす異常な継世代的影響をみているのだと思います。

Ranjan Yajnik：インドでは，空腹時血糖値とインスリン濃度に基づく HOMA スコアーで母体のインスリン抵抗性を評価していますが，これは胎児成長と，特に胎児の脂肪量のよい指標となります。私は運動の重要性も強調したいと思います。と言いますのは，われわれの研究では女性は早朝から深夜まで休みなしで働き続けており，母体の運動量が児のサイズと負の相関関係にあることが明らかです。身体活動はまた，産後6年後に顕在化するメタボリックシンドロームから妊婦を効果的に守ることも明らかに示されています。

Philip James：世界的規模の運動量の分析で，Ferro-Luzzi 教授と Shetty はインド農村部では男女とも運動量が多く，身体活動レベル（PAL: physical activity level）が基礎代謝速度（BMR: base metabolic rate）の2倍あるとしています。一方，アフリカでは，運動量は遙かに少なく，収穫期を除けば PAL は1.6であることが観察されています。

Keith Godfrey：妊娠中に激しい運動も含めて，週1～2回なんらかの運動していた女性から出生した児では胎児—胎盤間の血流量が少なく，骨のミネラル量が少ないことを見いだしていますが，これはあたかも彼女自身の骨格のために児を犠牲にしてカルシウムと他の栄養素とを児が使えないようにしているかのようにみえます。いまではこのことは2つの集団において観察されています。

Ranjan Yajnik：体重増加のことはわかりませんが，インドの妊娠女性は通常，白人女性より体重増加が2～3kg少なく，また，8kg少ない体重からスタートしています。したがってインドが成人の BMI 評価の基準を下方修正しようとしている現時点で，出生時体重分布もそれなりに低く見積るべきでしょう。われわれの Pune Maternal Nutrition Study では，赤ちゃんが2.5kgの体重で生まれた場合でも何の問題も認められていません。

Tore Henriksen：胎児発生遅延児が小ぶりな理由は母親の栄養障害のためかもしれませんが，胎盤機能不全の影響の場合もあることを念頭に置くべきです。これら2つのグループでは出生後栄養に対する反応は非常に異なると思われます。

Ricardo Uauy：Philip さん，あなたが母親の体重増加の影響を詳しく述べた体重曲線は，それらをチリに紹介した Pedro Rosso が作成したものですが，これらの母親政策の結果，低出生体重児の出生率は15％から5％に減少しました。しかし，それと並行して，母体の肥満は10％から35％に，そして巨躯症は3倍に増加してしまいました。エネルギー密度が高く，タンパク質も多く含む食品へとシフトした場合，婦人たちは肥満というつけを支払うことになってしまっています。子供たちの標準偏差のZスコアは−0.5から＋0.6へとシフトしましたので，曲線のシフトは相当です。

Kim Michaelsen：デンマークの出生登録によると，出生時身長は伸びているが重量指標は変わっていないことから，デンマークでは体躯のバランスは適正な方向に向かっているようです。しかしそれでも，赤ちゃんはより長身で，大きい状況にあります。

Peter Gluckman：実験動物においてもヒトにおいても受胎以前の時期が重要であることをわれわれは認識している必要があると思います。日本

では，多くの女性が妊娠前にダイエットしており，過去15年間に低出生体重児の出生数が著しく上昇していると聞いています。

Keith Goldfrey：母体体重の妊娠前制限ばかりでなく，もうひとつの要素として，産科医が子癇前症を予防するためとする間違った思惑で指導している妊娠期間中の体重増加制限があります。

Philip James：日本の国家的代表データによりますと，過去10年以上にわたって50歳未満女性でBMIパーセンタイル図の全領域にまたがり減少が進行しています。これに基づくならば，やせすぎとなる女性の予想数はすぐに相当数に上り，妊娠の結末に大きく影響することでしょう。

Peter Gluckman：昨年私はMark Hanson[9]と共に，発達期間中の修飾によって出生後の表現型が変化する3通りの可能性を発表しました。第一は，その集団における遺伝型分布の広がりを決定している過去の歴史です。そして次に，その集団の後成型（epigenotype）が継世代的な機構を通して被る影響について考えなければならないことです。最後は，受胎前後の環境について考えなければなりません。これらのプロセスによる発達障害の影響は，奇形生成あるいはエピジェネティック発現が修飾された残効として現れます。この胎児－環境相互作用に柔軟性のある時期の結果がどのようであれ，その個体は一生を通して膨大な環境の影響と相互作用して行くことになります。ですから，すべてはその個体がどのように胎児期発達を遂げたか，また表現型の柔軟性と生後の新しい環境とが適合するかどうかに依存しており，これが罹病のリスクを決めているのです。適合性の隔たりが大きいほど，罹病のリスクが大きくなります。そこで実験系を組むとすれば，相互作用するプロセスの連鎖性を考慮に入れたものでなければなりません。

例えば，出生前は栄養不足状態においたラットを出生と同時に正常なラットのもとで交差離乳させ，離乳後に高脂肪食または普通食のいずれかを与える研究を行いました。出生前に低栄養であって，その後は高脂肪食を与えられたラットは重度の肥満になる成績が得られています。別の表現をすれば，出生後に不適切な環境に置かれるまでは出生前の発達環境は表現型に対して比較的わずかな影響しか与えないと言えます。これらの動物は単純に肥満というだけでなく，根本的に異質で，彼らは怠け者で，運動をしようとしませんし，暴食でインスリン抵抗性です。さらに，もし新生児期にそれら動物にレプチンを投与するとそのような様相を全く示さなくなるのです。こうして，行動やインスリン感受性，摂食，レプチンレベル，そして体脂肪はすべて正常になります。つまり，胎児は出生後の栄養不足環境を予測はしているけれども，出生直後はまだ代謝的に柔軟なのです。ですから，レプチンを投与することによって彼らを実際よりも太っていると思いこませることができ，このことがその後の発達の軌跡を調整するのです。

このように，生命体は発達の非常に早い段階において環境を認識し，その後の発育と有機的統合化プロセスの適切な道筋・軌道（trajectory）を選択します。しかし，その後の成長において食事の影響や出産経験，そして長寿の場合はその他の因子があり，これらの環境要因と早期に設定された道筋との不適合性の程度が問題になります。それらは胎児の発達の特殊性のために非直線的な相関関係にあります。この見解に基づくと，出生時体重が適切な指標であるという考えは捨てなければなりません。なぜならば，それは胎児期に起こったことを反映する代替指標としてはお粗末だからです。発達の道筋・軌道は，胎児期に起こる事柄ばかりでなく，受胎前と出生後の過程によっても決まるので，この現象を疾病の胎児起源説とか"Barker仮説"とか呼ぶことを止めなければならないと私は思います。私のよき友人であるDavid Barker氏は多大なる貢献をしましたが，この発達の可塑性というより大きな広がりを持つ問題の中の特別なケースを取り上げていると言えます。

Alan Jackson：われわれは英国において，体組成と体躯のサイズを区別して分析する有用性に関した再評価をしはじめており，これをインド人についてのデータとの関連性において評価しています。ハートフォードシャーにおいて，出生時体重の五分位級（quintile）で両極端に位置していた62～75歳の男性について分析しています。これ

らの人たちを現在のBMIで調整すると，最小で生まれた人は最大で生まれた人より体脂肪が5％多いことがわかりました．この脂肪の過剰現象はRanjan Yajnikさんらのインドでの観察と同じです．また成人後，この低出生体重グループは高出生体重グループに比べて末梢よりも中心部の脂肪が多いこともわかりました．彼らはまた筋肉量がより少なく，すなわち，ここでも体組成への影響がインドにおける結果と類似しています．したがって，民族とか人種とかとは無関係の栄養素の分配を問題にしているように見受けられます．これらの人たちの基礎代謝率を評価しますと，基礎代謝の20％は現在の体重と身長との関連で説明可能で，32％は出生時に属していた体重五分位級の要因で説明できます．

Philip James：Prakash Shettyは何年も前にいくつかの素晴らしい研究を手がけましたが，系統的にデータを標準化してインド人の筋肉量が比較的少ないことを明確にしました．逆説的ですが，それからわかったことは，インド人では筋肉の安静時代謝率はたしかに低いのですが，kg当たりでは安静時代謝率は結局高いことを示したのです．このことは，栄養素の分配と臓器の大きさのプログラミングが重要であることを示しています．

◆ 胎児の発達を示す出生後指標

Berthold Koletzco：ヒトの発達に関して言うと，正期産の赤ちゃんにとって出生直後の出来事が重要であることに，われわれはいま気づきはじめています．われわれは4,500名の児のコホート研究をしたことがありますが，出生後初期の2週間の体重増加より2歳までの間の総体重増加のほうが就学年齢期の正常BMIの最もよい判断材料のようです．また，その後の一生の体重増加を最小にするためには，例えば長期母乳哺育の重要性なども際だってきています．

Peter Gluckman：われわれは子供たちがどう育てばよいかをもっとはっきりとさせる必要があると思います．というのは，インドで生まれた小さな赤ちゃんがたどる成長の道筋は，例えばポリネシア人の成長軌道と同じであるかどうかはわかっていません．

James Cross：ウシを用いた研究や他の胎児移植研究は，子宮内の発育に関しては子宮容量の影響が遺伝的潜在能力を上回ることを明らかに示していますが，ひとたび生まれてしまうと，動物たちは成長を取り戻し，遺伝的に決められた高い成長速度を示すようになります．

Lucilla Poston：胎児発育遅延（SGA）と，妊娠期間は適正ながら小さい児とを区別する必要が明らかとなってきていますので，出生体重ですら使う際には注意が必要です．英国では，Gardosiが出生以降の体重のセンタイルチャートを作成していますが，異なる国々でこれらの解析をどのように取り扱うかについては非常に混乱しているところです．

Ranjan Yajnik：単に出生時の人体測定学的な測定値だけでなく体組成の指標も持つことが必要であることがわかってきています．出生児体重自体はどうしようもなくお粗末な尺度です．50年前，インドでは出生体重が今日の出生体重と非常によく類似していましたが，新生児の死亡率ははるかに高いものでした．もしインド人女性がわずか1.5mくらいの身長で，体重が40〜45kgであるという事実を無視して基準を作り始めるとすると，われわれはより大きな赤ちゃんを産ませるために女性たちに過剰に食べ物を与えはじめようとするでしょう．アフリカではすでに，大きな赤ちゃんの出産による産婦人科領域の重度合併症が問題になってきています．

Lucillia Poston：低出生体重について国ごとの定義が必要な時期にきているようです．Gardosiによる英国用のカスタマイズチャートでは入力する必要がある3つの因子として，人種や母親の身長，そして父親のサイズを定義しています．そのようにすると，"正常な"出生体重が定義されます．しかし，このようなカスタマイズされたセンタイルチャートを作成するには膨大なデータが必要となります．

Alan Jackson：集団を対象にした統計学的アプローチと臨床的なケアの問題とを区別する必要があると思います．成長を静的な測定値としてとらえるのではなく速度の関数として，そして，他のすべての変化も変化の速度関数として考え始め

ることが本当に必要であると思います。例えば，新生児の身長の評価では身長が母親の身長と相関することを見いだしましたが，妊娠18週目のタンパク質速度論を調べてみると，それで身長の相関性が説明できることがわかりました。したがって身長は，胎児の長軸方向の成長能力を決定している主なメカニズム，すなわち肝臓の機能あるいは除脂肪体躯の代替指標なのです。

Gutberto Garza：いろいろな指標が子供を評価するのに使われていますが，"小さいことは美しいことだ"という昔の話に戻らないように用心すべきです。われわれはよく日本人を発育の阻害された民族と思ったものですが，明らかにそうではありません。しかし，2.5kg未満で生まれた子供には多くの問題があることもはっきりしています。したがって，継世代的成長不良の重大な問題を抱えている社会でこのような赤ちゃんが生まれたとしたら，それを"正常である"と規定することには，私ならば慎重になります。

Irv Rosenberg：もし継世代的に成長不良があるとするならば，これらのグループの生育上の必要条件を考える際には，そのことを考慮する必要があります。

Wolf Reik：うかがっていて感じたのですが，一連の相互作用因子，すなわち，母方と父方の遺伝子型や妊娠経過，そして子宮内および子宮外の成長軌跡や道筋といったものがあるのではないのでしょうか。赤ちゃんの生後の成長が，遺伝的に予定された成長の道筋から外れていないかどうかということがわかればいいのではないでしょうか。確かに，これらのさまざまな因子をどのモデルに当てはめるのが適切かも考えるべきです。

◆ 出生後の成長速度の重要性

Alan Jackson：長期に及ぶ健康の成り行きを明確にする作業を始めなければなりません。同時に，小さな赤ちゃんはおそらく環境の著しい変化に対処する適応能力が実際低いこともわれわれは理解しなければなりません。能力のひとつの指標はサイズで，もうひとつは細胞の機能です。健康であり続けるヒトは成人してからも環境の変化に対処できる能力を十分に備えていますが，そうでないヒトは対処できていないのです。

Johan Eriksson：われわれは過去にヘルシンキで出生サイズと子供の成長との間に強い相互作用があることを学びました。フィンランドには，小さく生まれても生涯健康な生活を送っている人たちが大勢いますが，それは生後の成長速度によるようです。いくつかの遺伝子型も出生時の体躯が小さいことによる障害に対して保護的に働くようです。しかしライフスタイルが決定的に重要です。なぜならば，細く小さい赤ちゃんではさまざまな非感染性の病気にかかるリスクがより高いのですが，健康なライフスタイルを守ればまったく問題がないからです。BMIが30以上の肥満であるにもかかわらず，依然として代謝上は全く正常なフィンランド人成人を選び出すことができますが，彼らの小児期の成長パターンを過去に遡ってみてみました。出生体重との関連は見いだされませんでしたが，もちろん体組成までは調べたことはありません。しかしながら，健康ではあるけれども肥満であるこのような人たちは1〜2歳の時に太っていたことから，2歳までの早期成長速度が保護的に作用すると思われます。

Cutberto Garza：60年から70年前のフィンランドでの出生体重とその後の健康に関するこれらのデータが正しいとすれば，出生時体重は身長のよい代替指標であったのでしょう。想像ですが，過去においては体重の測定値のばらつきは，その80％が身長の差によって説明しえたのではないかと思います。しかし，肥満が広がった現在，これは当てはまらなくなりました。われわれがかつて世界中の6つの集団の母乳栄養児と彼らの成長を調べたとき，ばらつきの95％は集団内の問題で，集団間のそれはわずか5％にすぎませんでした。日本人は約20年前に世界の成長標準に達しましたが，糖尿病やその他の重大な問題を抱えることなくそれを達成しました。重度の低栄養状態にある特定集団を扱う際には健康の定義に慎重であるべきです。

Atul Singhal：われわれのデータは少し違うようです。と言いますのは，身長と体重の両方を促進するために赤ちゃんに高栄養を摂らせると，長期的にはメタボリックシンドロームの指標に関し

て副作用を起こすからです。われわれが粉ミルクを設計していたときはタンパク質を30%、エネルギーを約5％余剰にしたほうが極小の乳幼児の成長を促すには適切であると考えられたので、そのようにしました。一方、私たちのデータを、皆さんが述べている正常で、健康に満期出産した赤ん坊に関する事柄と同じ土俵で比べるべきでないことも事実です。われわれが扱った赤ちゃんは未熟児であり、したがって実際正常ではありません。しかし、SGA児では加速的な成長は6～8年後にメタボリックシンドローム様状態の増加を伴うインスリン抵抗性にも影響がみられます。最近、小児科医たちは小さく生まれた赤ちゃんの成長を促進し、キャッチアップさせることに熱心ですので、これは深刻な問題です。

Keith Godfrey：生育上の低迷を予防するということと、ヘルシンキで得られた成長の促進についての知見とは区別されるべきであると思います。ということで私は、ヘルシンキのデータは乳児の成長のつまずきは長期的な悪影響をもたらすことを示唆しているという立場です。

Philip James：それについては誰も同感でしょう。

Johan Eriksson：全く同感です。なぜならば、出生時体重が約3.5kgであったヒトが成人期になって2型糖尿病を発症する可能性を解析すると、生後3カ月間成長速度が遅かったヒトのほうが糖尿病を発症するリスクが高いからです。

Ranjan Yajnik：われわれのPune研究では、成長のつまずきが代謝上のリスクを予知するという結果は得られていませんが、まだ6歳児までの検討結果です。低体重出産と身長あるいは体重の成長が組み合わさった場合、より高い血圧やインスリン抵抗性のリスクを高める成績が得られています。これらの問題を予知するのは1歳以降の成長速度であって、1歳までの成長速度ではありませんでした。

Cutberto Garza：身長の伸びと脂肪症の発症についてはどうお考えですか。

Ranjan Yajnik：Royston法のZ-スコアを使っています。そうすると、連続変数間に自然相関を生じません。さらにわれわれは、一連の測定と一緒に、肩胛骨下と三頭筋の皮下脂肪の測定によって得られる体脂肪の変化を補正しています。16歳時の子供の測定では、成長が早かった子供は早熟で骨端成長板の閉鎖が早いというエビデンスがこれまでに得られています。彼らは成人としては身長が低く、女子においては初経が早く、体脂肪値もより高くなっています。

Ricardo Uauy：問題は、どのようにして理想的な成長曲線から現実の対処へとシフトしてゆくかです。われわれは子供たちに対して、1世代の間に国際的な標準成長速度に追いつくように求めているようです。いろいろな社会に合わせられるようにスライド制を採用する必要があるように思われます。理論的には、母親の身長は、妊娠前体重やBMIと同様に将来の予知因子だと思われます。もし知的発達の最適化について、インドの結果から、例えばヨーロッパの結果への適切な変遷を目指すなら、微量栄養素と他の問題が決定的に重要です。ヨーロッパでは、この200年の間に、母体の身長と出生体重を緩やかに改善してきました。世界の大多数の国々がこれと同様の変化を20年間（！）に達成することを強制しないように注意しなければなりません。

Cutberto Garza：われわれは、Millenium Development Goalsと年齢別体重ベースの小児栄養不良指標を制定したという大きな過ちを犯してしまいました。われわれは考え方を完全に変えなければなりません。そして、小児期における身長とその適切な伸び率を非常に重要な測定値として用いるべきです。なぜならば、それこそがわれわれが持ちうる、生理的観点から一番支持されている指標だからです。

Ricardo Uauy：身長を測定しているのは世界のわずか20%の子供にすぎません。スカンジナビアであろうがインドであろうが、子供たちの体重は増えているけれども身長はそれほど伸びていないことを理解しておく必要があります、そして、理想は過剰に体重を増やすことなく至適な身長の伸びを得ることです。

Alan Jackson：胎児と子供の体組成ばかりでなく、タンパク質やアミノ酸も考慮しなければなりません。われわれは以前に、いわゆる非必須ア

ミノ酸であるグリシンとグルタミンの必要性が早期の身長の伸びに支配的であることを示しました。もし，成人の見かけ上のグルタミン要求量を推定すると，1日150gものタンパク質が必要となるでしょう。しかし，筋肉の活動量は身体全体へ供給するグルタミン量を決めるうえで重要ですので，その必要量は変わります。われわれのグリシンに関する解析によると，グリシンは妊娠中および乳児にとって条件つき必須アミノ酸のひとつなのです。どのように十分なセリンとグリシンが合成されているかは全く不明です。骨形成には多量なコラーゲン合成が必要で，コラーゲンの30%はグリシンです。同様に，ヘムの産生はグリシンの利用可能量に依存しています。筋肉量も一部クレアチン量に依存していますが，クレアチンはグリシン依存性で筋肉の正常機能に必要です。グルコースの恒常性はグルタチオンに依存しており，グリシンはその合成にもかかわっています。さらに，高タンパク食に付随して考えなければならないのは，必須アミノ酸，特にメチオニンの潜在的過剰毒性を避けなければならないという問題です。1モルのメチオニンの排泄には3モルのグリシンが必要となります。ですから，より多くのタンパク質を与えることが，すなわち身長の伸びを促進すると仮定するのは乱暴な考え方であると言えます。母乳栄養について特筆すべきことは，母乳は生涯の食べ物の中で最もタンパク質含量の低いものでありながら，誰もこれ以上早く身長の伸びを促進するものを見いだしえないということです。

Birgitta Standvik：成長後の高血圧や，より重度のインスリン抵抗性，そして高コレステロールに関して言うならば，ラットの実験から妊娠中にn−6脂肪酸9に対しn−3脂肪酸1の比率で与えるだけで，子孫に生涯的な代謝異常が誘導されることが示されています。母乳の脂肪は母親の体脂肪やそれ以前に食した食事内容を反映しているでしょうから，これらの効果のいくつかは母親の脂肪酸組成の影響を反映しています。

Ricardo Uauy：Louise Baur は母乳に関する興味深い研究を行い，インスリン感受性を筋肉や脂肪細胞[10]の脂肪酸組成に関連づけています。インドのデータもまた，脂肪の質が重要である[11]ことを示しています。

Kim Michaelson：Alan Jackson さんは母乳栄養による最大の縦方向の直線的な成長について述べられました。しかし，子供を1歳のときに評価してみますと，牛乳を与えられた子供のほうが約1cm 身長で優位です。おそらくこれは IGF1の効果であろうと思われます。生後の最初の1年間は長期にわたって母乳を与えるとしても，2年目の最適な直線的成長率が何であるかわかっているとは思えません。

Cutberti Garza：胎児の組成に関する Elsie Widdow の古いデータから胎児期と乳児期の間にいろいろなアミノ酸を蓄積させるための要求量を計算してみると，驚いたことに，母乳中にはその成長に必要な量の3〜4倍の必須アミノ酸がありながら，グリシンは要求量のたった1/3なのです。ですから，母乳の最制限アミノ酸はグリシンなのです。しかしながら，グリシンの低摂取によって一般的なアミノ酸の異化過程からのアミノ態窒素の捕捉が容易になりますので，これは重要であると考えられます。

◆ 神経認知の発達

Richardo Deckelbaum：学習能力や認知能力の発達について考えるべきではないのでしょうか。

Keith Godfrey：成長や認知の発達だけでなく，骨の健康や呼吸器系の健康についても考えなければなりません。一連の臓器機能について考えるべきです。

Philip James：おそらくわれわれは，一連の異なる測定値を用いて能力を識別しなければなりません。例えば，グルコースの恒常性や内皮細胞の健全性，脳の発達，そして認知機能のための能力などでしょうか。

Betsy Lozoff：認知能力や他の一般的な健康問題に加えて，地域の適切な社会的・情動的成熟の重要性を認識する必要があります。なぜならば，例えば私はいつも決まって，早期鉄欠乏が将来の認知能力に及ぼす影響について質問を受けるからです。また，多くの地域社会で精神的健全性や反社会的行動が問題化しています。

Philip James：Jonathan Seckl さんは動物実験

において，妊娠早期のタンパク質摂取抑制がどのように特定の脳中枢に変化をもたらすかを示しています．その動物はいろいろと攻撃的な性癖を持つようになります．この暴力化傾向の問題は，Sally Grantham-McGregorと共同研究者らにより行われた，学童と成人の能力へ及ぼす栄養と精神的な刺激の影響に関する長期的研究においても検討されています．

Alan Jackson：最新の研究[12]によれば，母親が非常に早期から進んで子供に刺激を与え接触することがこの非常に重要な問題に大きな影響を及ぼすそうです．食事は大してかかわっていません．

Peter Gluckman：Michael Meaney によれば，18歳時の認知や他の行動にもたらされた結果は，低出生体重児の生後1年間における母親のかかわり方に直接関連づけられ，このことは正常な出生体重児[13]では認められないということです．ジュネーブとオーストラリアにおけるMRI研究では，極めて小さく生まれた子供たちには解剖学的にかなりの皮質発達の欠陥が認められています．大脳皮質を容量測定してみると全くキャッチアップしていないことがわかります．

Betsy Lozoff：しばしば糖尿病を罹患している母親に生まれる在胎週数比で過体重児（large-for-gestational age: LGA）でも認知発達に障害がみられますので，このことは小さな赤ちゃんの問題に限るものではありません．

Ricardo Uauy：もちろん，脳機能の質は脳サイズのみに依存するものではなく，栄養や他の刺激にも依存しています．糖尿病妊婦においてはおそらく鉄の差し押さえ（sequestering）のようなことが起きていて，鉄が児の造血あるいは脳発達に利用されなくなる，ということを理解しておかなければなりません．

Ranjan Yajnik：子供に現れる結果ばかりでなく，母親の状況も考えなければなりません．プナでわれわれは，高出生体重が母親のメタボリックシンドローム罹病を予知させることを見いだしました．インドでは，妊婦，特に都市部の妊婦に食事をたくさん摂らせると，簡単に大きすぎの赤ちゃんができてしまうばかりでなく，母親の妊娠糖尿病も起きてしまうので，母親への影響も多大です．母親のサイズは明らかに子宮内発育を制約しますが，出生後の子供の成長速度は父親のほうのサイズによっても強く影響されます．

Kaare Norum：新しい高エネルギー食品の供給は妊婦やその子供たちに何をもたらしているのでしょうか．微量栄養素の摂取がより少なくなっているでしょうから，このこともまた重要であると思います．

◆ 生後初期の発達との関係における高齢者の知的衰弱

David Smith：私は高齢者の認知機能と60〜70歳の間におけるその衰弱について研究をしております．興味深いことに，この衰弱は出生前の脳発育とも出生時の頭のサイズとも関連せず，生後の脳発育と頭のサイズに相関しています．乳幼児のときの頭の成長速度がより速かった人たちほど認知衰弱がより緩やかであることを見いだしております．

Keith Godfrey：認知衰弱に関連する研究を2つ行いました．妊娠18週目に子宮内にいる胎児の頭のサイズを測り，その後生下時，9カ月齢時，そして9歳時にも測定しました．低出生体重児（出生体重2.5kg未満）を除外しても，高齢時期における認知衰弱は，生後の脳の成長速度がより速かった人たちでより軽微でした．このことは，高学歴の女性の子供にもみられます．したがって，生後の影響が認知機能を主に決定しているように思われます．

◆ 公衆衛生問題

Betsy Lozoff：われわれの議論は公衆衛生と深いかかわりがあります．微量元素を含め，公衆衛生的な介入に異論を唱える非常に強い意見が気がかりです．これは，成人男性のヘモクロマトーシスに及ぼす鉄供給の作用が西側諸国において懸念されているところからきていると思います．ザンジバルにおけるひとつの研究が子供への鉄のサプリメントが死亡率を高めたことを示唆したために心配されることともなりました．われわれは，公衆衛生に関するとてつもなく大きな今日的要求を無視してしまう危険があります．

Irv Rosenberg：ご心配には同感の部分もありますが，ビタミンや微量栄養素が単純な一物質であるかのようにわれわれが議論してきたことにもひとつの問題があるでしょう。われわれが怠ってきたのは，それぞれの栄養素がかかわる個別の諸問題をはっきり議論してこなかったことではないでしょうか。さらに，われわれはサプリメンテーション計画とか事業といった合目的的な補給の取組みと，食べ物の強化のような粗放的なやり方とを区別しないという失態も犯しました。公衆衛生問題は非常に注意深く考えなければなりません。例えば，小麦粉に葉酸を強化するときにビタミンB_{12}と一緒に与えるべきでしょうか。もしそうであるならばどのくらいでしょうか。私の印象としては，ヘモクロマトーシスの懸念のために鉄欠乏症の心配と公衆衛生的イニシアチブが滞っているというのは比較的些細な問題で，それよりも小麦粉に強化するだけでグローバルな栄養不良問題を解決しようとする巨大な米国主導の活動が問題です。ちなみに私は，目的が明らかにされた栄養強化は好ましく思いますが，栄養不足問題を解決できるとの期待から，入れられるものすべてを必需食料品に入れることについてはいかがかと思います。

Ole Hernell：私も補給と強化とを区別することは大切だと思います。これは小児期に特に大切だと思いますが，それは投薬の方法によって鉄の利用のされ方がちがうからです。

Alan Jackson：私が知っているところでは，スカンジナビア諸国が小麦粉への鉄強化を止めたところ，人々の鉄の状況は悪くなるどころか改善しました。開発途上国における鉄の問題もまた重要です。WHOは現在，重度栄養不良の急性期治療には鉄を投与すべきでないことを了解しています。しかし全世界に外挿してみると，5歳以下で毎年死んでゆく何百万人もの子供の60%は何らかの栄養不良が原因で，この法外な死亡率の一部は事実，鉄への過剰な曝露と関連しているようです。

Lena Hulthén：鉄強化の中止に関するオランダのデータは，スウェーデンほどには明瞭にモニターされていませんでした。スウェーデンにおける研究では，鉄強化を中止したときに思春期の青年の体内鉄が低下したことをわれわれは示しています。ですから，オランダのデータの解釈には注意が必要です。

Betsy Lozoff：栄養不良の人たちを対象にしたランダム化比較試験が数多くあり，そこでは予防を意図して余分な鉄が与えられていますが，罹病率あるいは死亡率の上昇は起きていません。ですから私は，皆が介入の公表を控えはしないかと心配しています。なぜなら，研究者の常として効果の全面的な証明を欲しがり，全体像を見ると介入の必要性が示唆されているにもかかわらず，危険を暗示する小規模な研究があればそれを引用したがるからです。

Kim Michaelsen：カルシウムまたはミルクの摂取も一般論として重要です。われわれはヨーロッパ各国の徴集兵の身長と，1960年から90年にかけての身長の変化に注目してきました。すべての国において，若い男性の身長は伸び続けていましたが，北部／南部にかけて著明な身長の勾配が見られました。すなわち，オランダ，デンマーク，スウェーデン，そしてノルウェーは最も背が高く，ポルトガル，スペイン，イタリア，そしてフランスは低位にありました。北部の国々では伸びが止まっており，そのため南部の国々はいまキャッチアップし始めています。オランダの研究では，オランダの例外的な高身長はおそらくミルクの摂取量がより多いためであろうと言われていますが，もちろんこのことは推測です。ですが，この時期のヨーロッパ諸国におけるミルクの平均摂取量に注目したところ，背の高い兵隊が多い北部の国々では子供のミルク摂取量がより多いという私たちがつかんだ事実は誇張ではありません。

そこで，小児期の身長の伸びに対するホルモン応答と食べ物との関連性を研究すると，血清のインスリン様成長因子1型（IGF1）濃度と就学前の子供の身長との間に非常によい関連があることが最近の研究で示唆されています[14]。また，食肉摂取量ではなく，動物性タンパク質・ミルク摂取量とIGF1濃度・身長との間によい相関を見いだしました。一方，野菜の摂取量はそのような相関を示しません。子供への成長ホルモン投与もまた，IGF1濃度の上昇と身長の伸びを引き起こします。

また，IGF1濃度と受容体系を操作した実験からはIGF1が身長の伸びのメディエイターであることが示唆されています。そこで，別のグループのタンパク摂取について，脱脂乳によっているかあるいは相当タンパク質を食肉からの摂取によっているかで調査してみると，ミルクをよく飲む子供のほうがIGF1濃度と[15]インスリン濃度が高く，肉摂取群にはそのようなことはみられません[16]。ミルクには本当にIGF1レベルを高める特別な性質があるようですし，このことでわれわれが現在多くの集団においてみかける身長の変化を説明できるように思われます。

Richard Deckelbaum：公衆衛生に対するみかたが人権問題上の焦点から，いまや一国のさらなる経済的発展のために介入が費用対効果に見合うか否かを問いかける方向に何年もかけて変化しつつあるのは興味深いことです。思うに，私たちには真剣に取り組むべき問題が突きつけられているようです。なぜなら，多くの集団において，その大部分を占める民衆が重度の微量栄養素欠乏をいくつも抱えているからです。政策立案者たちが簡単に及び腰になることが気がかりです。もし，すべてを死亡率に基づいて単純に判断するのであれば，それは不十分ということになります。なぜならばわれわれには，慢性の疾病への罹患しやすさと同様に，生命永らえた者の発達，学習，認知能力などがどのようになるかはっきりさせる必要があるからです。われわれには迅速な思考と政策策定が求められています。

Philip James：皆さん，この度の情報提供ありがとうございました。この2日間，目を見張るようないろいろな概念の相互作用をはじめ，Wolf Reikさんの分析に基づいたエピジェネティック機序に関する専門的意見をうかがい，エピジェネティックな変化を精査する新規手段の必要性をみてきました。また胎児発育に関しては，ビタミン類，ミネラル，アミノ酸，脂肪酸，そしてエネルギー供給の栄養学的な相互作用の詳細な解析とそれらが母親の栄養状態とどのように相互作用するかもみてまいりました。さらに，出生後初期の出来事が高齢者の死に関連しているというスカンジナビアから提供された新たな展望もあり，事実，死だけでなく健全な知的状態と認知能力を高齢期まで維持し続けることについての解析がありました。これらの生命体としての全要素が胎児期初期と後期に起こる出来事の複雑な相互作用の影響を受けています。そして，この数十年間に起きた驚くべき食事の変化に対応する適応能力を，これらの胎児期の出来事が調整していると思われます。さらにわれわれは，インドやラテンアメリカ，アフリカおよびその他の所で行われた研究から，栄養学的公衆衛生知識を持ち寄ることの重要性を学ぶ貴重な機会に恵まれました。それによってわれわれは，最良の健康へ近づくための新しい手がかりの設計ばかりでなく，現在目前にある多くの公衆衛生問題に取り組む術を考えることができるのです。明らかに，学際的な研究と分析は政策策定に深くかかわっており，公衆衛生にとっての栄養の優先度をいま一度高めています。

（訳／永渕真也，金子哲夫）

1. Constancia M, Kelsey G, Reik W. Resourceful imprinting. Nature. 2004;432:53–57.
2. Constancia M, Angiolini E, Sandovici I, et al. Adaptation of nutrient supply to fetal demand in the mouse involves interaction between the Igf2 gene and placental transporter systems. Proc Natl Acad Sci U S A. 2005;102:19219–19224.
3. Sibley CP, Coan PM, Ferguson-Smith AC, et al. Placental-specific insulin-like growth factor 2 (Igf2) regulates the diffusional exchange characteristics of the mouse placenta. Proc Natl Acad Sci U S A. 2004;101:8204–8208.
4. Reik W, Constancia M, Fowden A, et al. Regulation of supply and demand for maternal nutrients in mammals by imprinted genes. J Physiol. 2003;547(part 1):35–44.
5. Weaver IC, Cervoni N, Champagne FA, et al. Epigenetic programming by maternal behavior. Nat Neurosci. 2004;7:847–854.
6. Lillycrop KA, Phillips ES, Jackson AA, Hanson MA, Burdge GC. Dietary protein restriction of pregnant rats induces and folic acid supplementation prevents epigenetic modification of hepatic gene expression in the offspring. J Nutr. 2005;135:1382–1386.
7. Korotkova M, Gabrielsson B, Lonn M, Hanson LA, Strandvik B. Leptin levels in rat offspring are modified by the ratio of linoleic to alpha-linolenic acid in the maternal diet. J Lipid Res. 2002;43:1743–1749.
8. Korotkova M, Gabrielsson B, Hanson LA, Strandvik B. Maternal dietary intake of essential fatty acids affects adipose tissue growth and leptin mRNA ex-

pression in suckling rat pups. Pediatr Res. 2002;52: 78–84.
9. Gluckman PD, Hanson MA. Living with the past: evolution, development, and patterns of disease. Science. 2004;305:1733–1736.
10. Baur LA, O'Connor J, Pan DA, Wu BJ, O'Connor MJ, Storlien LH. Relationships between the fatty acid composition of muscle and erythrocyte membrane phospholipid in young children and the effect of type of infant feeding. Lipids. 2000;35:77–82.
11. Brady LM, Lovegrove SS, Lesauvage SV, et al. Increased n-6 polyunsaturated fatty acids do not attenuate the effects of long-chain n-3 polyunsaturated fatty acids on insulin sensitivity or triacylglycerol reduction in Indian Asians. Am J Clin Nutr. 2004;79:983–991.
12. Walker SP, Chang SM, Powell CA, Grantham-McGregor SM. Effects of early childhood psychosocial stimulation and nutritional supplementation on cognition and education in growth-stunted Jamaican children: prospective cohort study. Lancet. 2005;366:1804–1807.
13. Fish EW, Shahrokh D, Bagot R, et al. Epigenetic programming of stress responses through variations in maternal care. Ann N Y Acad Sci. 2004; 1036:167–180.
14. Hoppe C, Udam TR, Lauritzen L, Molgaard C, Juul A, Michaelsen KF. Animal protein intake, serum insulin-like growth factor I, and growth in healthy 2.5-y-old Danish children. Am J Clin Nutr. 2004;80: 447–452.
15. Hoppe C, Molgaard C, Juul A, Michaelsen KF. High intakes of skimmed milk, but not meat, increase serum IGF-I and IGFBP-3 in eight-year-old boys. Eur J Clin Nutr. 2004;58:1211–1216.
16. Hoppe C, Molgaard C, Vaag A, Barkholt V, Michaelsen KF. High intakes of milk, but not meat, increase s-insulin and insulin resistance in 8-year-old boys. Eur J Clin Nutr. 2005;59:393–398.

マラボー 2005：栄養と人体発達（Marabou 2005 : Nutrition and Human Development）

要　約
Summary

　2005マラボー会議は，栄養上の諸問題が再浮上していることをみごとに浮き彫りにした。それらが科学的に非常にエキサイティングであると共に，基礎的には，現代分子生物学と機能ゲノム学の解釈という，最も魅力的でありながら同時に複雑な分野に関連していることを明らかにした。また，それらが，現代社会の重荷となっている主要疾病に関心を持つ人々に対して，これらの疾病に対する感受性の民族的相違を説明できる可能性をも提示した。

◆　1世紀前の栄養上の論争

　人体発達の制御や調節の問題に取り組んでいる研究者の中で，それらの問題の多くが1世紀前の指導的思想家が直面したものと同じものであることに気づいている者はほとんどいない。当時，同一国内でも子供たちの背丈，健康，能力に顕著なちがいがあるように思われた。例えば当時，英国での労働者階級の生活水準は数十年にわたって悪化し続けていることが認識されていたが，それは人々が農業環境から急速に変化しつつある工業都市へ引きつけられていった時期と期を一にする。以前は，男性たちは背が高く強靱で軍隊にとって理想的な新兵であったが，いまや彼らはひ弱になり，新兵採用試験にさえも合格できなくなっていた。これが氏か育ちか論争の始まりであるが，それに終止符が打たれたのは，子供たちの成長を促進する動物性タンパク質の重要性に関する新発見や，ビタミン類と呼ばれる食物中の微量物質の効果が，発育不良の子供たちへの食物補給試験で裏づけられたときであった。

　これらの実証研究は，栄養価の高い食品の安定供給を向上させるという運動を活気づけたが，その目的は，最も貧しい子供たちでも適切に発達し，正常な乳幼児期と小児期の成長を遂げられるように，十分なエネルギーとタンパク質を供給することにあった。貧困は，少量で質の悪い食生活と明らかに表裏一体の問題であったが，英国はそれに対して，第二次世界大戦中に全国民が経験せざるをえなかった食糧配給という実質的な国家的集団実験までは，なんら手だてを打たなかった。当時の最新の科学的信条の下，すべての子供と大人への食糧配給が，適切で定量的な栄養必要量の原則に基づいて設定された。すなわち，脆弱な妊婦，授乳期の母親，およびその子供たちには，特別補助食品としてオレンジジュース，牛乳，肝油が，彼らが特別に必要とする動物性タンパク質，カルシウム，ビタミン C，B_2，A，D 摂取を高めるものとして与えられた。このギャンブル的な方針は，英国が欧州の戦場での戦いにおいて，十分な食糧

を輸入できないための"水際"問題で敗戦するかも知れない，という危機感によって急遽実施に移されたものであった．

◆ 1940年代からのフードチェーンと疾病形態の変貌

全般的な死亡率の低下と子供たちの良好な発育を伴ったこれらの戦時中の政策の成功は，世界各国の政府の考えを完全に変化させた．ノーベル賞受賞科学者たちは，極めて決定的な最新の知識を提供し，これが西欧諸国を実質的に救った．このことは，十分かつ適切な食糧供給が，貧しい家庭が生計を立てられるかどうかという問題であるばかりでなく，国家安全保障の論点にもなったことを意味した．したがって，すべての労働者とその家族を実効的な市民になさしめるための"安価な食糧政策"とは何たるものか，という考え方を深めることが重要となった．このように，国家的農業生産を大幅に高めるという問題は，国家の安全保障と経済開発の問題と同じ文脈で語られるようになった．それゆえ，食糧供給の管理が国益戦略となり，働く母親への食糧供給を容易にする集約農業の推進と食品産業の振興は，明らかに国益に則していた．その結果，国家食糧生産は著しく増加し，食肉，ミルク，バターおよび砂糖の生産と消費が強力に推進された．

しかし，残念なことに，これらの栄養および公衆衛生政策を実際に適用したところ，西欧諸国の疾病形態は変貌し，冠動脈疾患やある種の癌の発症率が急速に上昇した．心血管系の所見に基づいて，脂質源の公衆衛生政策がゆっくりではあるが変化したために，先進国では心血管系の死者は減少したものの，2型糖尿病が次第に増加し，肥満が大きな問題と認識されるようになったのはここ10年である．いまや，低所得または中所得諸国の栄養事情が変貌し，西欧諸国より急速とも言える心臓病や糖尿病が増加を示すようになっている．低・中所得の発展途上国が洋風の食事や文化的習慣を取り込むにつれて，肥満，特に腹部肥満は，ごくわずかな体重増加の場合でも，想像以上の健康障害を引き起こしているようである．とりわけ，現在および過去に栄養不良にさらされた人々における糖尿病と心疾患の顕著な急騰は，これらの人々が異常なほど敏感であることを示している．これは胎児の栄養不良とその後の不適切な食事の相互作用と関連しているのかもしれない．これらの相互作用の分子的，細胞学的，栄養学的基盤研究がこの会議のテーマであった．

◆ 胎児プログラミングとエピジェネティックス

民族性のちがいの標準的な説明は，人類がアフリカ大陸で進化し，その後移動した過程で異なった環境による遺伝選択が起こり，地域社会ごとに著しく異なった疾病形態を持つようになった，というものである．そのため，インディアンの2型糖尿病に対する異常な感受性は，極端な選択圧に何らかの形で関連していることが推定された．しかし，David Barkerらは，おそらくは不利な胎児状況のために小さく生まれた乳児と彼らのその後の腹部肥満，糖尿病，高血圧症への異常な感受性には関連があることを明らかにした．さらに，数十年前のブタ，げっ歯類，霊長類での多くの実験は，妊娠中の栄養制限された食事は，出生した動物の大きさばかりでなく，彼らの器官の大きさ，割合，器官構造，代謝能，大人になったときの栄養摂取やその他のストレスに対する反応性を恒久的に変えることを明らかにしている．このことは，発達の過程の栄養の変化が子孫の代謝応答に永久に影響を及ぼすことを意味していた．次の疑問は，どんなメカニズムがこの一連の影響に関与しているかである．現象的には，身体的な応答性と見かけの内在的対処能力を，数世紀にわたる連続的な遺伝子による選択ではなく，1世代内に"プログラム"できるメカニズムがあるようである．

Wolf Reichは，ここで"エピジェネティック機構"と呼ぶものについて述べたが，これは，受精卵のプロセシングと両親から継承した遺伝子群から，ある種のものを分別するために必須な機構である．すなわち，この機構によって性決定に関する遺伝子や，胎盤の発達，胎児期，出産後，および小児期の成長を制御する遺伝子が選別される．子供では，その初期成長の段階から，父系遺伝子と母系遺伝子間の競争が内在しており，胎児がまちがいなく母親の子宮の大きさと栄養供給能力に

ふさわしい大きさになるように，この局面では母系遺伝子が優位に立つように運命づけられている。

遺伝子ごとの選択的で分別的な制御は，遺伝子のプロモーター領域DNAと，DNAを保護しているヒストンのメチル化とアセチル化—それによってDNAの特定領域への選択的接近とメチル化が可能となる—によって達成される。このメチル化は遺伝子の発現を抑制することによって，細胞内の酵素の構造と配列を決定する遺伝子の発現ばかりでなく，これらの遺伝子の代謝産物に対する反応性を変化させる。多くの場合，対立遺伝子の片方は発達過程の間ほとんどの組織で休止状態にある。対立遺伝子は親の起源の記憶をいまだに保有しており，胎児細胞が分裂した時，それらの遺伝子は複製し，その後の細胞分裂を通じて維持される。そして，メチル化によるゲノムインプリンティングは，発達途上の個体ばかりでなく胎児の生殖腺にも影響を与える。つまり，ある母親が曝露された損傷がそれぞれ，たとえ後世代にはずっと継代されないにしても，彼女の子供ばかりでなく彼女の孫へも影響を及ぼすのである。メチル化と脱メチル化工程が遺伝的応答性に及ぼす影響は，非常に異なった年齢で発現する可能性があり，いままでに約80個がインプリント遺伝子として同定されている。阻害的低分子RNA（small inhibitory RNA）も，それに含まれる。もうひとつのメカニズムは共有の活性化配列（エンハンサー）を介したもので，インプリント遺伝子の活性化はクロマチン境界エレメントによって決定される，というものであるが，このエレメントはメチル化されていない2対の対立遺伝子の間に存在する。このように，特定の遺伝子の一時的または恒常的な発現を発生・発達の過程で決定するには，非常に複雑で多様なメカニズムが存在している。

◆ 決定的時間帯と発達過程

発生過程の制御は受胎直後に始まる。胚盤胞が卵管液中の栄養素濃度の影響を受けやすいという証拠がしだいに集まってきているが，それらには非必須アミノ酸とビタミンのレベルや，DNAの複製に必要な1炭素供与体プールの代謝回転の促進に関与する代謝物などが含まれる。必須脂肪酸

も細胞の応答性の発達を調節するようである。また，必須脂肪酸は胎盤形成の過程とその制御の調節にもかかわっているようであるが，この過程にはそのほか，相当数の異なった遺伝子も関与している。胎児の成長軌跡は受胎後の非常に早い時期に決定されることを示唆する証拠が増加しており，成長中の胎盤は単に栄養素輸送のメカニズムを提供するばかりでなく，シグナル伝達系としても機能し，新たに確立された胎児の成長軌跡に適した量の栄養供給を確保している。

ヒトは他の哺乳類と比べられないほど妊娠中の胎児死亡率が高く，この高い率はおそらく人間集団中の多型対立遺伝子の拡大を促進する選択圧の特殊性を反映しているのであろう。ヒトの胚の約半数は着床できないが，この生き残りを制御する分子機構はいまだに明らかにされていない。しかし，メチレンテトラヒドロ葉酸還元酵素とトランスコバラミンの変異型対立遺伝子は葉酸とホモシステインの代謝を妨げ，また，胎児死を引き起こす独立した危険因子であることがわかっている。

着床の過程は多くの遺伝子の影響を受けている。すなわち，ある遺伝子は胎盤の成長全般を制御しており，他の遺伝子は栄養素を交換するための障壁の厚さと栄養素のトランスポーターの発現制御に影響を与えている。インスリン様成長因子2型遺伝子は，胎盤による十分な栄養素の交換をうながし，胎児の成長を促進方向に向かわせる遺伝子である。このように，胎児は明らかに母親からの栄養素の供給に頼っているが，同時に，栄養要求を変更させることによって自分自身の発達に影響を与えることもできる。これは，胎盤における血管拡張性の血管新生因子の産生を介した，胎児と母親の血流の変化によって調節されているようである。胎盤は，胎盤性ラクトーゲン，胎盤成長ホルモンのような代謝ホルモンも産生するが，これらは母親の組織でのインスリン産生を変化させ，インスリン抵抗性を増進させることによって，胎児のグルコースの利用しやすさを高めている。また，胎盤は母体循環中のレプチンとグレリンを産生し，グルコースが豊富な場合にはグリコーゲンを蓄積する。さらに，胎児の遺伝子は胎盤の栄養素輸送体の変化も決定している。胎盤の発達は極

めて適応性があり，母親の栄養が最適でないときにはさまざまな補正が起こりうる．

しかし，この胎盤の適応能力にもかかわらず，胎児の初期の成長軌跡とその後の発達が，母親からの影響に迎合するように，発生過程のいろいろな段階で調節されている，という証拠が得られつつある．これは，進化の観点からは，母親自身の栄養摂取経験に基づいて胎児の生後の子宮外の生活が条件づけられている，と考えられる．したがって，われわれが現在経験している多くの公衆衛生上の問題は，子供のインプリント遺伝子が適応できないような，完全に異質な環境に，新生児が直面しているために起こった，世代間の断絶を反映しているのである．課題は，この適応能力に影響を与える妊娠の各ステージ（実際には卵子の発達も含む）において，栄養素が持つ決定的な役割を，それ以外の母親の必要性から識別することである．

◆ 妊娠期の主要な栄養上の要素

妊娠期の栄養は数千年間重要であると認識されてきたが，われわれはいまだに何が妊婦にとって本当に必要な栄養素であるかを理解していない．Alan Jackson は，出生時および乳児期の児の身長は，必須アミノ酸よりもむしろ非必須アミノ酸の利用性（availability）と関係があることを示唆する新しい証拠を明らかにしている．妊娠中，これは母親のタンパク質代謝レベル，言い換えると，彼女の除脂肪体重の大ざっぱな指標である彼女の身長に関係している．母親が最低限の食事を摂っている場合，彼女の摂取するタンパク質とエネルギーが重要となるが，同時に重要なのは，彼女が長期間摂取する必須脂肪酸，特に n－3 系長鎖脂肪酸で，これは成長期の細胞膜形成ばかりでなく適切な細胞の反応性にも必要である．さらに現在，正常な視力と脳の発達には胎児期および出生後の適量の n－3 脂肪酸摂取が必須であるということも明らかになっている．

適切な胎児の発達にとってのビタミンの重要性もまた長年受け入れられてきており，葉酸の補給は妊娠初期に十分供給されると胎児の神経管欠損症の発生率を低減する，ということも明らかとなっている．核酸合成および多くのメチル化工程にとっての葉酸の重要性を考えると，これらの工程にとって必要な多くの栄養素（例えば，葉酸，リボフラビン，ピリドキシン，ビタミン B_{12}）を十分に供給することが重要であることは生物学的には理解できるが，それらが必ずしも対照臨床試験で明確に立証されているとは限らない．しかし，インドの Yajnik から出された新しい証拠から，ビタミン B_{12} 欠乏症はインドで高度に蔓延しており，この欠乏症がこの国の諸問題を説明するためのたいへん重要なメカニズムであるかもしれないことが示唆された．この圧倒的に菜食主義者の多い社会において，非常に小さいが太ったインドの児は，脂肪組織以外の成長が限られており，疾患に対して高感受性になるようにプログラムされている．

栄養適性はアミノ酸，必須脂肪酸，ビタミン供給ばかりでなく，ミネラルの栄養適性の問題にも関連している．ヨウ素が妊娠期および全生涯を通じて極めて重要であることはよく知られていることであるが，十分な鉄の供給もまた，脳の発達の臨界期に非常に重要である．

また，われわれが子供の適切な発達を危惧しているのであれば，われわれの焦点は単に栄養に限定されるべきではないことも明らかとなってきている．母親の育児は，その性格上，視覚，触覚や授乳に伴うその他の行為にも依存するので，それによって母親と子供の双方の行動が，メチル化工程を介したインプリンティングを受ける可能性がある．子供の長期的な知的能力は，母親の子供とのやりとりに影響されるという明らかな証拠もある．さらに，栄養素とグルココルチコイド調節系の関連が暴力やストレスといった行動ばかりでなく，腹部肥満や 2 型糖尿病に対する感受性増大方向への代謝的変化にも関与しているが，これも複雑なメチル化，脱メチル化で条件づけられることを示す実験的証拠がある．ここでは大脳組織の発達に伴って，脳の異なった部位でグルココルチコイド受容体系のプロモーター領域がメチル化と脱メチル化を受ける．

◆ 新しい成長基準とその意義

ブラジル，米国，ノルウェー，ガーナ，オマーンおよびインドで，タバコを吸わない裕福な女性を適切に選び，適度な体重で彼女らから生まれた0歳から5歳までの子供を対象に，はじめての標準成長曲線が構築された。この調査から，乳幼児の十分かつ適切な成長を確保するためには，持続的な母乳栄養が重要であることを示す新たな証拠が，まさに浮かびあがってきている。母親は，繰り返し，そして頻繁に，適切な授乳，予防接種およびその他の最適な育児行為に関する徹底的なアドバイスを受けた。そのため，この成長曲線は，もはや単純な国民間を比較した参考資料を示す図表とは見なされないであろう。それどころか，これは史上初の標準，あるいは"理想"曲線とでも言われるものを提供することになる。それは，母親たちが異なった環境的，おそらく異なった遺伝的，そしてエピジェネティックな条件づけ背景にあったにもかかわらず，子供は非常に似かよった成長パターンを示し，驚いたことにばらつきがほとんどないからである。これらの子供たちは驚くほど同じように成長しているのである。

しかし，これらの最適な成長曲線から，エピジェネティックな変化が子供に引き継がれた一式の遺伝子に及ぼす長期的な影響について，われわれは何も読みとれない。子供の背丈および成長後の身長が地域社会ごとにまったく異なることは周知の事実であるが，それにしても，北欧人から得られる証拠からは，彼らは現在でも背が高くなり続けており，これは驚きに値する。このことからすると，確かに，父系・母系遺伝子の相互作用は個々の子供の出生後の食事と感染のない環境への反応性を左右するが，牛乳の大量摂取が特殊な身長促進効果を持つという証拠が浮上している事実もあるのである。

◆ 栄養転換：
新たな科学的および公衆衛生上の課題

ほとんどの社会において，最終身長の増加に伴い，これまではみられていなかった勢いで小児肥満症が驚くほど急速に出現している。世界中の多くの社会で少女や若い女性の食生活が悪化するにつれて，いまや，若い女性たちはますます太りすぎのまま妊娠を迎えている。太りすぎの女性の増加に伴い，かつてない巨大児の出生率の上昇および妊娠糖尿病の著明な増加が起こっている。また，胎児の先天異常のリスク，分娩中の母親や子供の損傷，思春期の子供とその母親の肥満症および2型糖尿病のリスクが上昇している。

このように，われわれは世界の大部分に影を落としている急速な栄養的な転換期の渦中にいると思われる。人類は何世代もの間，栄養的に不適切で，不衛生で，感染を抱えた環境下で一連のエピジェネティックな条件づけを受けてきたが，それがこの世代に至って，効果的に予防接種され，公衆衛生的に改善され，機械化された全く新しい世界に直面しているのである。さらにそこでは，身体活動はほとんど必要でなく，いまとなっては非常に不適切とわかっている高密度・低栄養の食品を，子供に対してまで強烈に推進しているのである。

世界の人口の2/3の人々が過度の体重増加，糖尿病，心血管病や，もしかすると多くの癌にかかりやすくなっている，という警戒すべき健康障害の増大傾向が，新しい公衆衛生の課題となっている。それらの健康障害は，現在流行の兆しのある肥満症と糖尿病によって増幅し，継代的に拡大するであろう。エピジェネティックな，あるいは栄養素関連の原因によって臓器や代謝のプログラムに起きた変化がどの程度まで及んでいるか，あるいは可逆的であるかなどについてほとんどわかっていないのが現状だが，それと裏腹に，現世代の子供たちばかりでなく，将来世代の人たちの健康と，精神的，経済的な能力を守るために思慮深い行動が迫られているのも現実である。

現在の政策は，公衆衛生への取組みのお粗末さによって脅かされている。すなわち，地球規模の貿易が確実に変わり，また，栄養学的に不適切な食事が健康弱者に満ちた世界に拡散している現状も確実に変わることが重要なのであるが，それがまだ認識されていない。世界中の人々は，一貫した新しい栄養政策を必要としており，このような人たちが相手であるという現実をいまこそ直視し

なければならない。いままでにわかってきた遺伝的な制約と，その逆に遺伝的に好転させるチャンスは，われわれが想像していたよりもはるかに多く，次世代の人たちの健康はそれらによって条件づけられる。いまや，1世紀前と同じように，革新的な基礎科学が必要であり，科学的解析を深刻な社会的懸案事項に結びつける必要がある。そうすれば，遺伝学者，生化学者，医師，政府機関がふたたび全員で，弱者集団の将来の健康に全面的に貢献できるであろう。

(訳／大力一雄)

Nutrition Reviews

Volume 64   May 2006   Number 5(II)

Editorial Office:
Robert M. Russell, MD
Editor-in-Chief, *Nutrition Reviews*
Jean Mayer USDA Human Nutrition Research Center on Aging
Tufts University
711 Washington Street
Boston, MA 02111-1525, USA
Phone: 617-556-3202
Fax: 617-556-3005

Publisher's Office:
International Life Sciences Institute (ILSI)
One Thomas Circle, NW, 9th Floor
Washington, DC 20005-5802, USA
Phone: 202-659-0074
Fax: 202-659-3859
General e-mail: nutritionreviews@ilsi.org

Associate Editors:
Irwin H. Rosenberg, MD
Richard J. Wood, MD

Managing Editor:
Suzanne M. White (e-mail: swhite@ilsi.org)

Contributing Editors and Translators

David B. Allison, PhD
University of Alabama at Birmingham

Kevin D. Cashman, PhD
University College, Cork, Ireland

Carmen Castaneda-Sceppa*
Tufts University

Mark T. DeMeo, MD
Rush Presbyterian-St. Luke's Medical Center

Catherine W. Donnelly, PhD
University of Vermont

Adam Drewnowski, PhD
University of Washington

Wafaie W. Fawzi, MBBS, Dr PH
Harvard School of Public Health

Ana Lucia A. Ferreira, MD, PhD*
UNESP/Faculdade de Medicina, Brazil

John W. Finley, PhD
Grand Forks Human Nutrition Research Center

Steve Heymsfield, MD
St. Luke's-Roosevelt Hospital

Ishwarlal Jialal, MD, PhD
University of California, Davis

Mary Ann Johnson, PhD
University of Georgia

Peter J. Jones, PhD
McGill University

Young-In Kim, MD, FRCP(C)
University of Toronto

Harriet Kuhnlein, PhD
McGill University

Sergio A. Lamprecht, PhD
Strang Cancer Prevention Center

Cathy W. Levenson, PhD
Florida State University

Gail Mahady, PhD
University of Illinois at Chicago

Joshua Miller, PhD
University of California, Davis

Sohrab Mobarhan, MD**
Loyola University of Chicago

Antonella Cappelli Mobarhan*
Chicago, Illinois

Suzanne P. Murphy, PhD, RD
University of Hawaii

José M. Ordovas, PhD
Tufts University

David L. Pelletier, PhD
Cornell University

Manju Reddy, PhD
Iowa State University

Michael J. Rennie, PhD, FRSE
University of Nottingham, Derby, UK

Dennis A. Savaiano, PhD
Purdue University

Kevin Schalinske, PhD
Iowa State University

Stéphane Schneider, MD*
Archet University Hospital, Nice

Nancy Sheard, ScD, RD
University of Vermont

Noel Solomons, MD
CeSSIAM, Guatemala City

Charles Stephensen, PhD
University of California, Davis

June Stevens, PhD
University of North Carolina at Chapel Hill

Martha H. Stipanuk, PhD
Cornell University

Pat Stover, PhD
Cornell University

Paolo Suter, MD**
University Hospital, Zurich

Christine Taylor, PhD
World Health Organization, Geneva

Theodore B. VanItallie, MD
Columbia University College of Physicians & Surgeons

Zhixu Wang, PhD*
Qinadao University Medical College

Malcolm Watford, DPhil
Rutgers, The State University of New Jersey

Nancy Wellman, PhD, RD
Florida International University

George Wolf, DPhil
University of California, Berkeley

Kyung-Jin Yeum, PhD*
Tufts University

Michael Zemel, PhD
University of Tennessee

*Indicates abstract translators; **Indicates contributing editors and abstract translators.

Aims and Scope

Nutrition Reviews®, now in its 64th year of publication, is an international journal that publishes authoritative and critical reviews of significant developments in all areas of nutrition science and policy. It offers balanced coverage of nutrition issues worldwide. Topics covered include experimental and clinical nutrition research, dietetics, food science, nutrition in medicine, and food and nutrition legislation and policy as developed and implemented by national and international bodies. Sections include in-depth reviews and brief critical reviews, editorials, nutrition grand rounds, point-of-view columns, nutrition policy perspectives, and an updated calendar of events. Readers are encouraged to comment on published articles through letters to the editor.
All submissions are subject to review.

MEIJI　明治乳業の栄養・健康研究

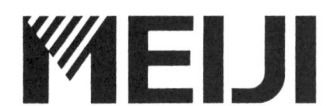

　明治乳業の栄養・健康研究は育児用コナミルクに端を発しています。今を遡ること85年，鈴木梅太郎博士が世界で初めてビタミンを発見し，そのオリザニン（ビタミンB_1）を添加したコナミルクが糧食研究会によって日本に初めて誕生しました。
　糧食研究会は，大正7年の全国的な米騒動を憂えた有志によって国民食糧の安定および改良を図ることを目的として設立されました。明治乳業は，糧食研究会の情熱を支援し続けています。

　明治乳業は，
　　　「『食』の新しい価値を創造し，お客様の健康で幸せな毎日に貢献する」
　　　という企業理念のもと，お客様との約束としてつぎのようなコーポレート・ブランドコン
　　　セプトを策定し，そのよりよい実現をめざして栄養・健康研究に日々取り組んでいます。

　　　「乳」との関わり合いを通じて学んだ
　　　「自然の無限の可能性」を大切にしています。
　　　そこに秘められた「やさしさ」と「ちから」を
　　　心地よいおいしさと確かな健康の創造に活かしています。
　　　そして，大切に守るべきもの，一歩先に進めるべきものを見つめながら
　　　常に「新しい食の提案者」として，
　　　皆様に「明るく活き活きとした毎日」お届けしていきます。

明治乳業の栄養・健康分野における主な活動
・特殊ミルク安全開発事業
・財団法人糧食研究会の支援
・各種学会への協賛
・食育活動の支援
・研究成果や栄養・健康関連情報の提供

　　　　　　　　明治乳業株式会社　研究本部
　　　　　　　　　　食機能科学研究所
　　　　　　　　　　食品開発研究所
　　　　　　　　　　技術開発研究所
　　　　　　〒250-0862　神奈川県小田原市成田540
　　　　　　　　電話：0465-37-3661　ファックス：0465-36-2776
　　　　　　　　ホームページ：http//www.meinyu.co.jp

栄養学レビュー編集委員会

編 集 長　木村　修一（昭和女子大学大学院教授，東北大学名誉教授，ILSI Japan 理事長）
副編集長　小林　修平（人間総合科学大学教授）
編集委員　五十嵐　脩（茨城キリスト教大学教授）
　　　　　井上　修二（共立女子大学教授）
編集幹事　ILSI Japan（末木一夫）

『母体の栄養と児の生涯にわたる健康』編集・翻訳者（＊は編集委員）

編 集 者　木村　修一（昭和女子大学大学院教授，東北大学名誉教授，ILSI Japan 理事長）
　　　　　桑田　　有（明治乳業㈱　常務取締役研究本部長，ILSI Japan 副理事長）
翻 訳 者　有田　宏行（明治乳業㈱　研究本部食品開発研究所栄養食品研究部）
（50音順）　磯部　大志（明治乳業㈱　研究本部食機能科学研究所栄養研究部）
　　＊　　今田　　勝（元コロラド大学医学部助教授，明治乳業㈱　研究本部顧問）
　　＊　　金子　哲夫（明治乳業㈱　研究本部食機能科学研究所栄養研究部）
　　　　　川島　昭浩（明治乳業㈱　研究本部食機能科学研究所栄養研究部）
　　　　　菅野　貴浩（明治乳業㈱　研究本部食機能科学研究所栄養研究部）
　　＊　　桑田　　有（明治乳業㈱　常務取締役研究本部長，ILSI 副理事長）
　　　　　大力　一雄（明治乳業㈱　研究本部食機能科学研究所栄養研究部）
　　　　　髙橋　　毅（明治乳業㈱　研究本部食機能科学研究所栄養研究部）
　　　　　長田　昌士（明治乳業㈱　研究本部食機能科学研究所栄養研究部）
　　　　　永渕　真也（明治乳業㈱　研究本部食機能科学研究所栄養研究部）
　　　　　中村　吉孝（明治乳業㈱　研究本部食機能科学研究所栄養研究部）
　　　　　星　　清子（明治乳業㈱　研究本部食機能科学研究所栄養研究部）

本書の刊行に当たっては，明治乳業株式会社より
出版助成金を頂きました。厚くお礼申し上げます。

栄養学レビュー／マラボーシンポジウム
母体の栄養と児の生涯にわたる健康
2007年（平成19年）3月15日　初版発行

編　　集　　栄養学レビュー
　　　　　　　編集委員会
発　行　者　　筑　紫　恒　男
発　行　所　　株式会社 建帛社
　　　　　　　KENPAKUSHA
　　　　　〒112-0011　東京都文京区千石4-2-15
　　　　　　　　　　　　TEL：(03)3944-2611
　　　　　　　　　　　　FAX：(03)3946-4377
　　　　　　　　　　　http://www.kenpakusha.co.jp/

ISBN978-4-7679-6115-6 C3047　　　　印刷・製本：亜細亜印刷
Ⓒ ILSI Japan, 2007．　　　　　　　　　　　Printed in Japan
本書の複製権・翻訳権・上映権・公衆通信権等は株式会社建帛社が保有します。
JCLS 〈㈱日本著作出版権管理システム委託出版物〉
本書の無断複写は著作権法上での例外を除き禁じられています。複写される
場合は，㈱日本著作出版権管理システム(03-3817-5670)の許諾を得て下さい。

ILSI 季刊 栄養学レビュー
Nutrition Reviews 日本語版

定価 2,205円
（本体2,100円＋税）
B5判 80頁

1・4・7・10月発行
年間購読料：8,820円（税・送料込み）

編集委員：木村修一（代表）・小林修平・五十嵐脩・井上修二
協　　力：国際生命科学研究機構（ILSI JAPAN）

- 従来の"栄養学"の範疇を越え，医療・健康などに関する情報や政策ほか広範な問題をグローバルに検討する学術情報雑誌。
- 米国"Nutrition Reviews"誌の編集方針を踏まえ主要論文を全訳。その他の論文についてもサマリーの翻訳を掲載。
- 日本国内の動向についても，独自に最新情報を掲載。

栄養学レビュー／ネスレ ハイドレーション シンポジウム
水分補給
―代謝と調節―

定価 1,890円
（本体1,800円＋税）
B5判 88頁
ISBN978-4-7679-6113-2 C3047

栄養学レビュー編集委員会 編

- 多くの国で水分は栄養成分リストに加えられていない。しかし，その適正摂取量を示すことは健康の維持・増進にかかわって重要な課題である。
- 国や地域，性差，年齢や階層による摂取量の差を踏まえて，水分の役割と機能，適切な水分補給がいかに重要であるかを考察する。

【目次】慢性病予防のための良好な水分補給の重要性／日々の健康における良好な水分補給の重要性／作業，運動パフォーマンスのための良好な水分補給の重要性／高齢者の良好な水分補給を確実にする戦略／ヒトの水の必要量／水分状態アセスメント技術／米国ならびにドイツにおける水分補給の状況

アミノ酸の機能特性
―ライフサイエンスにおける新しい波―

定価 4,830円
（本体4,600円＋税）
A5判 320頁
ISBN978-4-7679-6111-8 C3047

日本栄養・食糧学会　監修　　矢ヶ崎一三・門脇基二・舛重正一・横越英彦　責任編集

- 「アミノ酸の新しい波（アミノ酸ニューウエーブ）」を先駆ける基礎的研究の成果と，その応用への展開。
- 新たな機能，その発現機構に関する最新の知見，ゲノム科学の適用による新展開の可能性について論述。

【目次】分岐鎖アミノ酸（BCAA）の代謝調節とサプリメントとしての有用性／分岐鎖アミノ酸とタンパク質合成制御／含硫アミノ酸の機能特性／脳機能とセリン合成／アミノ酸機能のニュートリゲノミクス解析／皮膚とアミノ酸／運動と分岐鎖アミノ酸／オルニチンの生理機能／肝硬変・肝臓癌とアミノ酸／外科侵襲とアルギニン，グルタミン

食品の生理機能評価法
―実験系とツールの新展開を目指して―

定価 3,150円
（本体3,000円＋税）
A5判 208頁
ISBN978-4-7679-6118-7 C3047

日本栄養・食糧学会　監修　　津田孝範・堀尾文彦・横越英彦　責任編集

- 研究現場においては，試験管および細胞レベル（in vitro）のモデル実験系の構築，評価目的に合致した疾患モデル動物（in vivo）の開発，簡便なツールの開発が不可欠である。
- 研究において有効な実験モデル，評価用ツールに関する研究と開発の動向を論述。それらの普及・利用と，新たな応用開発に資する。

【目次】試験管，細胞レベルの実験モデルと評価法／組織，動物個体レベルの実験モデルと評価法／食品の生理機能評価に有用な疾患モデル動物の開発／食品の生理機能評価を可能にする新たな評価用ツールの開発

株式会社 建帛社

〒112-0011　東京都文京区千石4-2-15
Tel：03-3944-2611／Fax：03-3946-4377／http://www.kenpakusha.co.jp